Jörg Linditsch

100 Jahre gesund mit
Sauerkrautsaft

Die Gesundheitskur zur innerlichen und äußerlichen Behandlung von Abszessen bis Zahnschmerzen nutzen. Die besten Rezepturen für Gesundheit und Schönheit

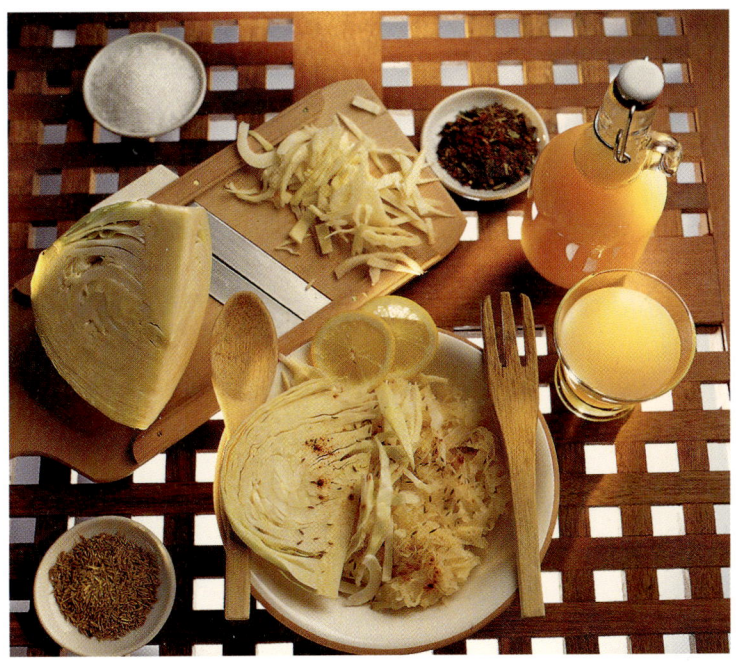

LUDWIG

Inhalt

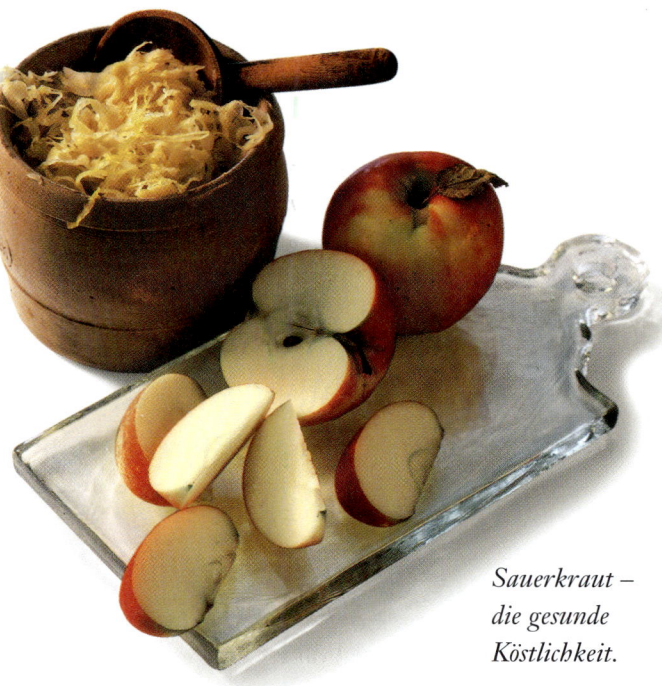

*Sauerkraut –
die gesunde
Köstlichkeit.*

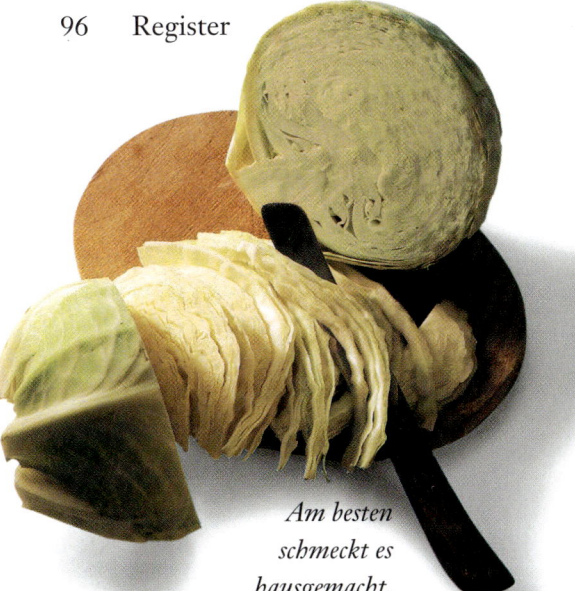

Am besten schmeckt es hausgemacht.

Essen Sie sich fit mit Sauerkraut

Dass hinter Sauerkraut noch viel mehr stecken soll als ein einfaches Nahrungsmittel, das das Etikett »gesund« trägt, erscheint vielleicht verwunderlich. Dennoch ist heute mit modernen wissenschaftlichen Methoden nachgewiesen, was unseren Großmüttern aus der Überlieferung bekannt war: Sauerkraut ist ein natürliches und hochwertiges Heilmittel – ein Wissen, das von Generation zu Generation weitergegeben wurde und das sich bereits unsere Vorväter bei allen möglichen Krankheiten zunutze gemacht haben.

Fast jeder mag den bescheidenen Küchenklassiker, aber dass Sauerkraut nicht nur ein preiswerter und schmackhafter Magenfüller, sondern auch ein gesundes und volkstümliches Heilmittel ist, wird erst jetzt wieder entdeckt.

Altes Hausmittel neu entdeckt

Wie viele andere Arzneien aus der Natur war das Sauerkraut in der Begeisterung für die moderne Medizin und für synthetisch hergestellte Medikamente lange Zeit in Vergessenheit geraten. In den letzten Jahrzehnten hat die Naturheilkunde jedoch eine wahre Renaissance erlebt. Nicht zuletzt durch das Engagement des mündigen Patienten, der an vorderster Front immer mehr Eigenverantwortung bei der Behandlung seiner Krankheiten zeigte. Heute hat die Naturheilkunde wieder einen wichtigen und festen Platz in der Medizin eingenommen, und biologische Heilmittel – darunter auch das Sauerkraut – sind wieder »salonfähig« und werden als Prophylaxe, bei der Behandlung oder als Begleittherapie bei vielen Krankheiten angewendet.

Natürlich wird niemandem geraten, sich bei ernsten oder chronischen Krankheiten ausschließlich auf eine Selbstbehandlung mit natürlichen Mitteln zu verlassen. Aber viel häufiger kommt es zu Alltagsbeschwerden, die sich mit einfachen Mitteln aus der Hausapotheke lindern lassen. So sehr wir auch von den modernen Methoden der Schulmedizin abhängig sind, bieten natürliche Heilmittel wie Sauerkraut in vielen Krankheitsbereichen eine echte Alternative.

Ohne unerwünschte Nebenwirkungen

Sauerkraut ist wirkungsvoll bei verschiedenen Erkrankungen, unkompliziert anzuwenden, zudem kostengünstig – und vor allem völlig ohne schädliche Nebenwirkungen. Denn moderne Medikamente wirken zwar mit entsprechender Kraft gegen Krankheitssymptome, doch meist gesellt sich zu den erwünschten Wirkungen auch so manche unerwünschte Nebenwirkung hinzu. Beispielsweise entfachen sich gerade immer wieder sehr heftige Diskussionen um die Medikamentengruppe »Antibiotika«. Ihr leichtfertiger, d. h. zu häufiger Einsatz führt zu einem enormen Ansteigen von Resistenzen, was so viel wie Widerstand der Bakterien gegen diese Wirkstoffgruppe bedeutet. Antibiotika verlieren also ihre Wirkung gegen einzelne Bakterienstämme. Dennoch ist in manchen Fällen eine Heilung allein mit natürlichen Mitteln nicht – oder nicht mehr – möglich. In diesen Fällen ist der Einsatz von Antibiotika unerlässlich, da einzig und allein sie Hilfe bringen können.

Sanfte Sanierung der Gesundheit mit Sauerkraut

Häufig wird aber allzu schnell mit dem medizinischen »Hammer« zugeschlagen, obwohl uns eine Vielfalt von wunderbaren Mitteln aus der Natur zur Verfügung steht. Wenn sie auch oftmals nicht mit der Intensität von klassischen Medikamenten wirken, so tun sie es sanft und ohne den Körper zusätzlich zu schädigen. Und bei einer Therapie mit natürlichen Heilstoffen ist nicht zu befürchten, dass gefährliche Erreger Resistenzen entwickeln. Greifen Sie deshalb bei dem ersten Niesen oder bei einem leichten Bauchzwicken nicht gleich zur chemischen Keule, nutzen Sie stattdessen die Kräfte der Natur, beispielsweise mit einer Sauerkrautanwendung. Noch besser: Lassen Sie es erst gar nicht zu diversen Zipperlein oder einer Ansteckung kommen, sondern beugen Sie rechtzeitig vor, und stärken Sie Ihr Immunsystem, z. B. mit einer Sauerkrautkur. Oder bringen Sie öfter mal schmackhafte und gesunde Gerichte mit Sauerkraut auf den Tisch. Schlemmen Sie sich fit – mit Sauerkraut!

Im schlimmsten Fall werden bei einem zu häufigen Einsatz von Antibiotika Bakterien »herangezüchtet«, die multiple Resistenzen aufbauen. Werden Krankheiten nun ausgerechnet von diesen Bakterien verursacht, so wird es sehr schwer, Gegenmaßnahmen zu ergreifen, da die meisten Antibiotika dann wirkungslos sind.

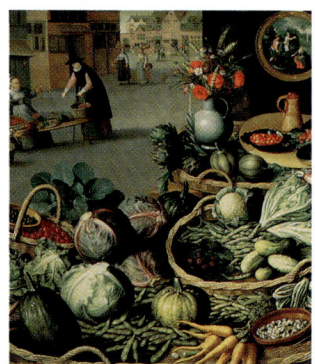

Kohl ist ein Gemüse mit langer Tradition.

Auch in den osteuropäischen Ländern hat Sauerkraut in der Küche seit jeher einen festen Stammplatz. Bei unseren östlichen Nachbarn ist bis heute die häusliche Herstellung von milchsaurem Gemüse sehr verbreitet, und es gibt eine riesige Auswahl von Zubereitungen.

Sauerkraut – ein Weltenbummler

Die Mär vom deutschen Leibgericht

Wer kennt und genießt nicht die zahlreichen Gerichte rund ums Sauerkraut? Seit jeher sind Sauerkrautrezepte fester Bestandteil der deutschen Küche. Dies ist auch benachbarten Ländern nicht verborgen geblieben, denn dort zählen Speisen mit Sauerkraut wohl zu den typischen und bekanntesten deutschen kulinarischen Spezialitäten, obwohl dies aus der Nähe betrachtet eine etwas einseitige Beurteilung deutscher Ernährungsvorlieben ist.

Die Wahrheit über »Kraut« und »Krautrock«

Dennoch haben spöttische Nachbarn aus vieler Herren Länder diese vermeintliche Ernährungsgewohnheit zum Anlass genommen, um die Deutschen mit wenig schmeichelhaften Spitznamen wie z. B. »Krautfresser« oder »Krauts« zu versehen. Künstler aus der deutschen Pop- und Rockszene wurden mit der unliebsamen Bezeichnung »Krautrock« konfrontiert, wenn moderne deutsche Musik international beurteilt wurde. Dass gerade amerikanische Medien dem Deutschen eine starke Beziehung zum Sauerkraut nachsagen, rührt vielleicht von einem gewissen Verdrängungsmechanismus, der uns Menschen so eigen ist. Denn statistisch sieht es so aus, dass der durchschnittliche Verbrauch von Sauerkraut pro Kopf in den USA wesentlich höher ist als der in Deutschland, was im Übrigen auch für Frankreich gilt. Was uns alle aber länderübergreifend zu verbinden scheint, ist eine große Vorliebe für Sauerkraut; wen wundert es, bei all den kulinarischen Köstlichkeiten rund um das saure Kraut. Zudem steigt die Begeisterung bei Ernährungs- und Gesundheitsbewussten, denn Sauerkraut ist ein absoluter Fitmacher!

Kohl machte Küchengeschichte

Nachdem Sauerkraut so untrennbar mit der deutschen Küche verbunden ist, müsste man eigentlich annehmen, dass Kraut oder andere Abkömmlinge des Kohlgemüses ihren Ursprung auf deutschen Feldern haben. Dem ist jedoch nicht ganz so, denn der Kohl wird zwar seit vielen Jahrhunderten im deutschen Raum in allen denkbaren Varianten veredelt und gezüchtet, stammt aber ursprünglich aus der anderen Seite des Globus, nämlich aus dem asiatischen Raum. Das große Missverständnis, Sauerkraut sei eine typisch deutsche Leidenschaft, wurde bereits aus dem Weg geräumt. Der Weißkohl, die ungesäuerte Vorstufe des Sauerkrauts, ist seit Jahrtausenden in verschiedenen Kulturen der Welt als Nahrungsmittel bekannt. Obwohl nicht belegbar, ortet man die Ursprünge des Kohlgemüses in Asien.

Kraftfutter für asiatische Arbeiter

Ein Indiz für den asiatischen Ursprung von Kohl sind Überlieferungen aus dem 3. Jahrhundert v. Chr., als mit dem Bau der chinesischen Mauer begonnen wurde. An diesem gigantischen Schutzwall, der sich über eine Länge von etwa 6500 Kilometer im Norden Chinas vom chinesischen Turkestan bis hin zum Pazifik zieht, wurde bis ins 6. Jahrhundert n. Chr. gebaut. Dieses Unternehmen verlangte aufgrund seiner gigantischen Ausmaße eine entsprechende Anzahl von Arbeitskräften. Die Abertausenden, die an der Errichtung dieses monumentalen Bauwerks mitwirkten, mussten ausreichend mit Nahrung versorgt werden. Und die bestand hauptsächlich aus Reis und gesäuertem Kohl. Diese Lebensmittel boten viele Vorteile: Sie konnten auf Vorrat gelagert werden, da sie sehr lange Zeit haltbar waren. Außerdem waren sie in Kombination miteinander sehr nahrhaft. Auch der gesundheitliche Aspekt wurde nicht außer Acht gelassen, denn man wusste um die darmreinigenden und -desinfizierenden Eigenschaften des sauren Kohls. So konnte man einiges zur Gesunderhaltung und Leistungsfähigkeit der Handwerker beitragen.

Kaum ein anderes Gemüse tritt in so vielen unterschiedlichen Arten auf wie der Kohl. Da sie unter den verschiedensten klimatischen Bedingungen gedeihen, gibt es in jeder Jahreszeit bis in den tiefen Winter hinein stets die eine oder andere Sorte frisch auf dem Markt.

Wissenschaftliche Erkenntnisse der Antike

Die Überlieferungen aus Asien allein sind noch kein schlüssiger Hinweis auf den Ursprung von Kohl, denn zur selben Zeit, als man in China die Erbauer der Mauer mit Kohl stärkte, war dieses Gemüse auch den Griechen schon bekannt. Sie verwendeten es nicht nur in der Küche, sondern wussten anscheinend bereits um seine Heilkräfte und setzten es dementsprechend für medizinische Zwecke ein:

▶ Der große griechische Arzt Hippokrates (ca. 460–370 v. Chr.), Begründer der wissenschaftlichen Medizin, erwähnte die heilsame Wirkung des Kohls in seinen Schriften. Beispielsweise bescheinigte er ihm ausgezeichnete Hilfe bei Frauenleiden und eine abführende und reinigende Wirkung.

▶ Vom Philosophen Aristoteles (384–322 v. Chr.) erfährt man, dass der Kohl ein ausgezeichnetes Mittel gegen den Kater nach einer durchzechten Nacht sei.

▶ Der Arzt Pedanios Dioskurides von Anazarbos (1. Jahrhundert n. Chr.), Verfasser der antiken Heilmittellehre »De materia medica«, weiß über den Kohl Folgendes zu berichten: »Der Kohl reinigt den Körper von innen – äußerlich angewendet hilft er bei Wunden und Verbrennungen.«

Schon sehr früh angewendet wurden Kohlwickel zur Durchblutungsförderung bei rheumatischen Gelenkerkrankungen oder Rückenschmerzen. Man verwendete dazu rohe Weißkohlblätter.

Heilmittel in der ägyptischen Hochkultur

Es gibt zahlreiche Hinweise darauf, dass der Kohl als Heilmittel bereits noch früher, nämlich schon im alten Ägypten bekannt war. Bekannt ist, dass die ägyptische Hochkultur für damalige Verhältnisse einen unglaublich hohen wissenschaftlichen Standard hatte und auch ihre medizinischen Kenntnisse enorm weit fortgeschritten waren. Ärzte verwendeten bei der Behandlung von Krankheiten Heilpflanzen und Heilmittel, die erst Jahrhunderte später durch Kriege und Handelsreisen ihren Weg nach Europa fanden. Z. B. waren dies eben Kohl, Essig, Knoblauch und Zwiebel, die in Europa zuerst von den Griechen nach ägyptischem Vorbild als Heilmittel übernommen und entsprechend eingesetzt wurden – so der heutige Stand der Forschung.

Für die Römer brechen saure Zeiten an

Auch die Römer kamen bald darauf in den Genuss des Kohls. Als Nahrungsmittel diente er vorwiegend der einfachen Bevölkerungsschicht, dies aber in verschiedensten Varianten der Zubereitung. U. a. verstanden es die Römer, den Kohl zu säuern und ihn damit lange Zeit haltbar zu machen. Aufzeichnungen römischer Gelehrter zufolge wurden der Kohl und seine gesäuerte Variante auch als Heilmittel verwendet. In dem 37 Bände starken Werk »Naturgeschichte« des römischen Schriftstellers und Historikers Plinius Secundus (23–79 n. Chr.) wird dem Kohl sogar ein ganzes Kapitel gewidmet: »Der Kohl gibt den stillenden Müttern viel Milch, hilft bei trüben Augen, wirkt günstig bei Kopfschmerzen, soll bei hohem Alkoholgenuss heilwirksam sein.«

Endlich entdeckt Deutschland das Kraut

Der Weg, den der Kohl von Griechenland und Rom nach Nordeuropa nahm, kann nicht lückenlos zurückverfolgt werden. Vermutlich geschah dies infolge der Eroberungsfeldzüge der Römer, die den nahr-

Den Römern der Antike verdanken wir die ersten schriftlichen Aufzeichnungen über das Einlegen von Kohl. Sie benutzten dazu große Ölkrüge aus gebranntem Ton.

Noch heute ist Kohl natürlich auch in asiatischen Ländern zu Hause. Die These, Asien sei sogar die Heimat dieses Gemüses, lässt sich allerdings nicht sicher belegen.

haften Kohl zur Versorgung ihrer Kohorten und Legionen mit sich führten. In gesäuertem Zustand war er sehr lange haltbar, und wenn sich die Vorräte ihrem Ende zuneigten, war der Kohl schnell in Kulturen nachzuziehen.

Die Anfänge der deutschen Pflanzenheilkunde

Die meisten Klöster des Mittelalters verfügten über ihre eigene Apotheke: einen ummauerten Kräutergarten, in dem alle damals bekannten Heilpflanzen gezogen wurden. Auch der Kohl hatte dort einen festen Platz.

Im frühen Mittelalter waren es vorwiegend Geistliche in den Klöstern, die sich der Heilung Kranker verschrieben hatten. Durch ihre Arbeit, basierend auf den alten Überlieferungen, und durch die Erprobung neuer Heilmittel und -methoden trugen sie wesentlich zur Entwicklung des Arzttums bei.

Die bekanntesten unter ihnen, um nur einige zu nennen, waren der Benediktinerabt Hrabanus Maurus von Fulda (776–856), die Äbtissin Hildegard von Bingen (1098–1179), die erstmals die Heilwirkung von Kräutern genau analysierte und beschrieb, und der Naturforscher, Philosoph und Theologe Albertus Magnus (1193–1280), der durch seine naturwissenschaftlichen Schriften einen bedeutenden Einfluss auf die Entwicklung der Wissenschaft hatte. Den eigentlichen Grundstein zur modernen Medizin legte der große Arzt Theophrastus Bombastus von Hohenheim, besser bekannt unter dem Namen »Paracelsus« (1493–1541), mit seinem umfassenden Lebenswerk, dessen Regeln zum Teil noch bis heute Gültigkeit haben.

Sauerkraut als mittelalterliche Medizin

▶ In den Aufzeichnungen der großen Hildegard von Bingen können wir über die Wirkungsweise und Anwendungsmöglichkeiten des Kohls und des sauren Krauts nachlesen, die sie aus den Erfahrungsberichten des Hippokrates ableitete und sich für die Behandlung ihrer Kranken zunutze gemacht hatte.

▶ In den umfangreichen Werken des Albertus Magnus werden Kohl und Sauerkraut als Heilmittel erwähnt. Es fördere nicht nur die Verdauung und reinige den Darm, sondern heile Geschwüre, reinige das Blut, wirke gegen Entzündungen und Gicht, vertreibe Kopfschmerzen und den Alkoholkater.

Von der Armenküche zum Nationalgericht

Seinen wahren Siegeszug trat das Sauerkraut im 15. Jahrhundert n. Chr. aus dem damals alemannischen Elsass an. Die elsässischen Köche und Köchinnen schienen an dem Kraut im wahrsten Sinne des Wortes »einen Narren gefressen« zu haben, denn sie ließen nichts unversucht, wenn es um die Entwicklung neuer Zubereitungsmöglichkeiten ging – egal, ob für die hungrigen Mäuler daheim oder für die vornehme Klientel in der Gaststube. Dabei hatte das saure Powerpaket zunächst ganz klein angefangen: Kohl wurde am Anfang vorwiegend in Klöstern gezogen, um die Verköstigung der Armen zu gewährleisten. Doch hatte Sauerkraut zunächst noch den Ruf, das Essen der armen Leute zu sein, so wurde es bald zum beliebten Nationalgericht, das von Arm und Reich gleichermaßen gern verzehrt wurde. Das Gumbostkrut, so die ursprüngliche Bezeichnung des Sauerkrauts, findet sich auch heute noch als variantenreiche Köstlichkeit auf den Speisekarten zahlreicher elsässischer Restaurants.

Siegeszug vom Elsass durch ganz Europa

Da das Elsass gleich hinter der Landesgrenze liegt, waren die Deutschen bald ebenso von der Begeisterung für das Sauerkraut infiziert und werkten und schafften, um ihre eigenen Kreationen auf den Mittagstisch zu bringen. Nicht nur das Sauerkraut als veredelte Variante des Weißkohls, sondern auch der Kohl selbst erfuhr in Deutschland und anderen europäischen Ländern einen Aufschwung sondergleichen. Zusätzlich zu der natürlichen vielfältigen Entwicklung aufgrund der unterschiedlichen Böden und Klimaverhältnisse wurde gezüchtet und experimentiert, um neue und geschmackvollere Varianten des ursprünglichen Kohls auf den Markt zu bringen. Mittlerweile spricht man von über 200 verschiedenen Kohlarten, die vorwiegend im Mittelmeerraum auftreten, wo die Pflanze die günstigsten Klima- und Bodenbedingungen vorfindet. »Brassica« ist der botanische Überbegriff des Kohlgewächses, mit Brassica oleracea bezeichnet man unser wohl bekanntestes Kohlgemüse.

Wenn schon der Flur mit Kohlgeruch empfing, galt dies lange als sicheres Indiz für die Armut der Hausbewohner. Mit einer guten Dunstabzugshaube über dem Herd lassen sich heute die hartnäckigen Düfte leicht vermeiden.

Sauerkraut kontra Skorbut

Dass die Seereisen vergangener Tage von wildromantischer Abenteuerlichkeit geprägt waren, entspricht zwar dem Klischee, aber keineswegs der Wahrheit. Die vielen Monate, oftmals sogar Jahre, die Seeleute an Bord verbrachten, waren nicht nur durch härteste physische und psychische Belastungen, sondern auch von verschiedensten Krankheiten bestimmt. Meist resultierten diese aus den furchtbaren hygienischen Bedingungen oder der einseitigen Ernährung, bedingt durch eine begrenzte Auswahl an haltbaren Nahrungsmitteln, die eine vollständige Versorgung der Mannschaft mit lebensnotwendigen Stoffen nicht gewährleisten konnte. Die wohl bekannteste Krankheit, die regelmäßig wie eine Epidemie an Bord ausbrach, war der Skorbut. Diese Krankheit tritt infolge länger dauernden Vitamin-C-Mangels auf. Viele tausende Seefahrer verloren durch den »Scharbock« (Skorbut) ihr Leben. Im Lauf der Seefahrtsgeschichte wurde auch eine Menge Seemannsgarn um diese gefürchtete Erkrankung gesponnen, zumal deren wahre Ursache sehr lange ungeklärt blieb.

Es sollte viel Zeit vergehen, bevor man endlich einen Zusammenhang zwischen der einseitigen Ernährung an Bord und der Krankheit erkannte. Trotzdem konnte man die Ursache immer noch nicht genau benennen, stellte aber aufgrund jahrelanger Erfahrungen fest, welche Lebensmittel in der Lage waren, den Ausbruch der Krankheit zu verhindern. U. a. konnte das Sauerkraut als eines jener Lebensmittel identifiziert werden.

Heute braucht niemand mehr an Skorbut zu sterben, in früheren Zeiten aber war er Todesursache Nummer eins auf langen Schiffsfahrten. Skorbut äußert sich zunächst durch Müdigkeit und apathisches Verhalten, im späteren Stadium durch körperliche Verfallserscheinungen wie dem Ausfallen der Zähne, Geschwürbildung und Hautblutungen. Er führt schließlich zum Tode.

Mit James Cook um die Welt

Als England den berühmten Entdecker James Cook (1728–1779) im Jahr 1768 auf seine erste Weltreise aussandte, hatte er auf Befehl der englischen Admiralität 60 Fässer Sauerkraut mit einem Gesamtgewicht von 40 Tonnen unter Deck geladen. Der Grund dafür waren deutsche Berichte, denen zufolge Sauerkraut den gefürchteten Skorbut verhindern sollte. Die Entdeckungsfahrt, die eigentlich mit einem Jahr anberaumt war, dauerte über zwei Jahre. Sie war nicht nur durch neue Erkenntnisse über den pazifischen Raum gekrönt, sondern ebenso durch die Tatsache, kein einziges Mannschaftsmitglied infolge von Skorbut verloren zu haben. Auch auf seinen beiden weiteren Weltreisen hatte James Cook Sauerkraut an Bord, um dem Skorbut zu entgehen. Diese Erfahrungen machten sich auch andere Seefahrer zunutze, nahmen Sauerkraut mit auf ihre Reisen und verbreiteten es so in andere Teile der Welt.

Vom Lebensmittel zur Naturarznei

Mit 20 Jahren stand Sebastian Kneipp (1821–1897) fast am Ende seines jungen Lebens. Von schwerer Krankheit gezeichnet und von den Ärzten bereits aufgegeben, suchte er nach alternativen Heilmethoden und stieß dabei auf die Wasseranwendungen nach Dr. Hahn und Prießnitz. Nach einiger Zeit konsequenter Selbstbehandlung gesundete er schließlich und begann die Wasserheilmethoden weiterzuentwickeln, die bis heute nicht an Gültigkeit verloren haben. Durch Heilkräuter, Bewegungstherapien und Ernährungsrichtlinien ergänzte er seine Wasseranwendungen und wurde ein anerkannter Heilkundiger seiner Zeit. Das Sauerkraut und der daraus gewonnene Sauerkrautsaft waren wichtige Bestandteile in Kneipps Ernährungsprogramm. Kneipp vermischte den Saft des Sauerkrauts mit Trinkwasser und verordnete seinen Patienten jede Stunde einen Esslöffel davon – Sauerkraut als modernes Naturheilmittel war geboren!

Der Wasserdoktor Sebastian Kneipp schwor auf die Heilwirkungen von Sauerkraut. Neben seinen berühmten Wasseranwendungen trug er auch sehr viel Wissen über Heilpflanzen zusammen. Über das Sauerkraut sagte er: »Sauerkraut ist ein rechter Magen- und Darmbesen, leitet die faulen Säfte und Gase aus und bringt den Darm wieder in Schwung.«

Kneippsche Sauerkrautanwendungen

▶ Überlieferungen und seinen eigenen Erfahrungen zufolge bestätigte Pfarrer Sebastian Kneipp dem Sauerkraut eine starke magen- und darmreinigende Wirkung.

▶ Er wendete es bei Verdauungsstörungen, Darmträgheit, Gicht, Verwundungen und Zuckerkrankheit an.

▶ Kneipp verabreichte das Sauerkraut sogar bei Magengeschwüren als therapeutisches Mittel.

▶ Damals gaben ihm seine Erfolge Recht, heute die wissenschaftliche Erkenntnis, dass die Inhaltsstoffe des Sauerkrauts tatsächlich eine Antigeschwürwirkung haben.

13

Was im Sauerkraut so alles steckt

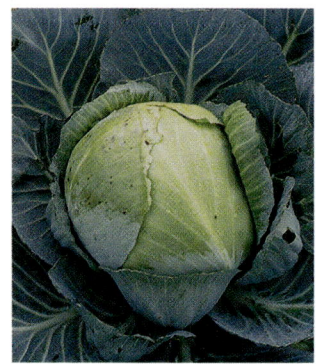

Kohl enthält jede Menge gesunder Vitalstoffe.

Vom Hausmittel zur anerkannten Medizin

Die Reihe der Heilkundigen vergangener Tage, die Sauerkraut als therapeutisches Mittel verwendeten, ließe sich sehr lang fortführen. Allesamt waren sie einer Meinung: »Sauerkraut ist ein wertvolles Heilmittel, das uns Mutter Natur geschenkt hat.« Heute ist die Medizin sehr weit fortgeschritten, was ihre Methoden und Medikamente betrifft. Es scheint fast so, als ob ein Heilmittel wie das Sauerkraut nicht mehr der modernen Zeit entsprechend sei. Doch gerade hier scheiden sich die Geister, wenn es um die Frage »Pro oder kontra Natur- oder Schulmedizin« geht. Jene, die alternative Heilmethoden und Arzneien ins Auge fassen, werden immer zahlreicher, alte Naturheilverfahren können wissenschaftlich bestätigt werden.

Diesem Trend zufolge haben in den letzten Jahren ständig neue oder, besser gesagt, wiederentdeckte natürliche Heilmittel einen Platz in der Pflanzenheilkunde gefunden. Sauerkraut ist eines dieser Mittel. Aufgrund seiner vielfältigen Inhaltsstoffe, wie Mineralstoffe, Spurenelemente, Vitamine und aktive Biostoffe, ist es in der Lage, bei verschiedensten Krankheiten erfolgreiche Dienste zu leisten, ohne schädliche Nebenwirkungen hervorzurufen.

Komplexe Kräfte der Natur

Dass Sauerkraut gesund ist, war schon seit jeher bekannt. Warum und in welcher Weise aber seine Inhaltsstoffe wirken, wurde erst durch moderne Forschungsmethoden ergründet und damit ein altes Hausmittel zu neuen Ehren gebracht.

Sauerkraut wurde seit jeher für medizinische Zwecke verwendet. Damals, als noch keine wissenschaftlichen Untersuchungen vorgenommen werden konnten, musste man sich auf die praktischen Ergebnisse verlassen – und der Erfolg gab dem Sauerkraut Recht. Heute können wir die Biostoffe der Pflanzen isolieren, analysieren und wissen meist, warum ein Stoff auf den menschlichen Organismus in dieser Weise

14

wirkt. Oftmals zeigt sich aber auch, dass die einzelnen Komponenten getrennt wenig Wirkung zeigen, während die Pflanze insgesamt hervorragende Eigenschaften entwickelt. Der Begriff »Synergie« bezeichnet diesen Effekt – die Wirkung einer Pflanze, die erst durch die individuelle Zusammensetzung ihrer Biostoffe hervorgerufen wird. So können in vielen Fällen zwar die Eigenschaften der einzelnen Komponenten festgehalten werden, die eigentliche Frage, warum diese Pflanze ausgerechnet diese Heilwirkung erzielt, bleibt aber oft unbeantwortet. Diese Tatsache ist auch nicht weiter verwunderlich, wenn man bedenkt, dass die meisten Pflanzen sehr komplex aufgebaut sind und zuweilen viele hundert Wirkstoffe beinhalten. Bis dieses Zusammenspiel geklärt ist, müssen wir in vielen Fällen auf das Erfahrungswissen zurückgreifen, das im Lauf vieler Jahrhunderte zusammengetragen wurde.

Am besten roh genießen

Weißkohl, Sauerkraut und Sauerkrautsaft enthalten eine Reihe unterschiedlicher bioaktiver Substanzen, wie Mineralstoffe, Vitamine und primäre Biostoffe. Allerdings trifft dies, was die Konzentration und Qualität der Biostoffe anbelangt, nur vor dem Erhitzen zu. Kohl verliert durch das Vergären (Fermentieren) zum Sauerkraut keinen seiner wertvollen Inhaltsstoffe. Im Gegenteil, einige der gesundheitsförderlichen Bestandteile entwickeln sich erst beim Gärprozess und machen das fertige Sauerkraut so zum Lieferanten von zusätzlichen wichtigen Biosubstanzen.

Durch das Erhitzen oder Pasteurisieren verliert Sauerkraut dagegen wesentlich an Qualität. Sauerkraut sollte daher stets aus dem frischen Sauerkrauttopf des Biobauern oder des Reformhauses und nicht aus der Dose oder aus dem Beutel kommen – vor allem, wenn Sie es für medizinische Zwecke verwenden möchten. Denn nur unbehandeltes Kraut enthält die ganze Kraft der Natur, also die Biostoffe, die für die Heilwirkung entscheidend sind. Grundsätzlich lassen sich die Biostoffe aller Pflanzen in zwei Kategorien unterteilen, in so genannte primäre und sekundäre Biostoffe.

Auch traditionelle Sauerkrautgerichte mit langer Kochzeit können gesundheitlich aufgewertet werden, wenn man ein Drittel des Krauts erst vor dem Servieren roh hinzufügt und nur noch leicht miterwärmt.

Primäre Biostoffe

Unter die primären Biostoffe oder essenziellen Nährstoffe lassen sich all jene Substanzen einreihen, die wir täglich zu uns nehmen müssen, um unsere Körperfunktionen aufrechtzuerhalten und Mangelerscheinungen zu verhindern. Zu den Vertretern essenzieller Nährstoffe zählen Vitamine, Spurenlemente, Mineralstoffe, Kohlenhydrate, Eiweiße und Fette.

Nichts geht über die Versorgung mit Vitaminen durch eine ausgewogene Ernährung mit gesunden Nahrungsmitteln wie z. B. Sauerkraut – darin sind sich die Experten einig. Die Einnahme von synthetischen Vitaminpräparaten ist dagegen nach wie vor umstritten.

Vitamine

Vitamine sind für den Organismus lebensnotwendige Stoffe. Sie liefern zwar keine Energie, haben aber Schutz- und Regulationsfunktionen und sind für den Ablauf verschiedenster Stoffwechselvorgänge verantwortlich. Beispielsweise sorgen sie für gesunde Haut und Haare und für eine gute Sehkraft. Vitamine sind an der Blutbildung und am Aufbau von Gewebe beteiligt. Eine ausreichende Zufuhr von Vitaminen ist ein Garant für körperliches Wohlbefinden und Vitalität. Hinweis auf eine Unterversorgung mit Vitaminen können schlechte Haut, stumpfes Haar, Nervosität oder Müdigkeit sein.

Vitamine sind organische Stoffe, die vom Körper nicht selbst hergestellt werden können. Daher müssen sie mit der Nahrung zugeführt werden, um Mangelerscheinungen vorzubeugen und das reibungslose Funktionieren des Organismus zu gewährleisten. Die einzige Ausnahme bildet Vitamin D, welches über Sonneneinstrahlung und Umbauprozesse in Haut und Leber vom Körper selbst gebildet wird.

Vitamine im Sauerkraut

▶ Vitamin A – Retinol
(in sehr geringen Mengen)

▶ Vitamin B1 – Thiamin

▶ Vitamin B2 – Riboflavin

▶ Vitamin B6 – Pyridoxin

▶ Vitamin B12 – Kobalamin

▶ Vitamin C – Askorbinsäure

▶ Vitamin K – Phyllochinon

Vitamin A

▶ *Tagesbedarf:* 0,8 bis 1,0 Milligramm

▶ *In 100 Gramm frischem Sauerkraut:* sehr geringe Mengen

▶ *Funktion:* Vitamin A sorgt für gesunde Haut und Schleimhäute. Es schützt die Schleimhaut vor Infektionen, regt das Wachstum und den Aufbau von Haut sowie Schleimhäuten an. Vitamin A hat eine regulierende Wirkung auf den Stoffwechsel (Leber, Schilddrüse), unterstützt das Wachstum und ist ein wichtiger Faktor bei der Bildung des Sehpurpurs im Auge, fördert damit die Anpassung des Auges an Helligkeitsunterschiede und seine Sehschärfe. Vitamin A ist zudem ein natürlicher Feind der berüchtigten freien Radikale.

▶ *Erhöhter Bedarf:* Raucher und Menschen, die regelmäßig Alkohol in größeren Mengen konsumieren, haben einen erhöhten Vitamin-A-Bedarf. Dies gilt auch für Schwangere und Stillende.

▶ *Mangelerscheinungen:* Sehstörungen, Nachtblindheit, Infektionsanfälligkeit, Austrocknung der Schleimhäute, Abszesse, Furunkel, Wachstumsstörungen u. v. m.

▶ *Sonstiges Vorkommen:* Leber, Butter, Margarine, Eigelb, Milch

Vitamin B1

▶ *Tagesbedarf:* 1,1 bis 1,3 Milligramm

▶ *In 100 Gramm frischem Sauerkraut:* 0,04 Milligramm

▶ *Funktion:* Dieses wasserlösliche Vitamin (Thiamin) ist wesentlich ins Enzymsystem eingebaut und so an der Verwertung von Kohlenhydraten beteiligt. Denaturierte Nahrungsmittel wie z. B. Weißbrot enthalten viele Kohlenhydrate, jedoch wenig ursprüngliche Ergänzungsstoffe und damit auch wenig Vitamin B1, welches eigentlich das Überangebot an Kohlenhydraten verwerten sollte. Vitamin B1 sorgt für ein stabiles Nervensystem.

▶ *Erhöhter Bedarf:* Menschen mit chronischem Alkoholmissbrauch brauchen besonders viel Vitamin B1.

▶ *Mangelerscheinungen:* Magen-Darm-Störungen, Kopfschmerzen, Appetitlosigkeit, Kreislaufschwäche, Depressionen, Reizbarkeit usw.

▶ *Sonstiges Vorkommen:* Vollkornprodukte (besonders Haferflocken), mageres Schweinefleisch, Hülsenfrüchte, Kartoffeln

Verschiedene Pflanzenfarbstoffe, die Karotinoide, werden vom Körper in Vitamin A umgewandelt. Karotinhaltige Nahrungsmittel erkennt man oft schon an ihren leuchtenden Farben, z. B. Kürbisse, Papayas, Karotten, Tomaten oder auch Grüngemüse.

Normalerweise liegt der Vitamin-B2-Bedarf bei 1,5 bis 1,7 Milligramm täglich. Schwangere brauchen allerdings pro Tag etwa 1,8, Stillende sogar 2,3 Milligramm.

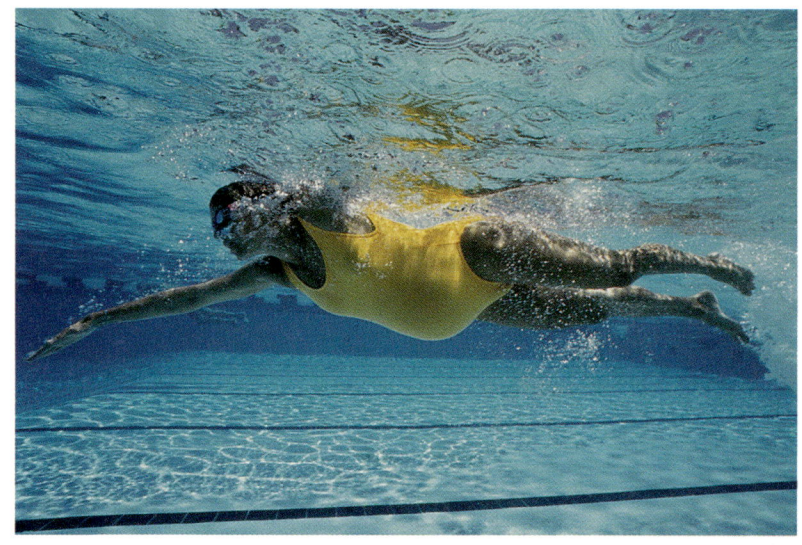

Vitaminmängel entstehen bei uns nur sehr selten durch zu geringe Zufuhr von Biostoffen. Häufiger werden sie verursacht durch das Fehlen bestimmter Enzyme, die für die richtige Verwertung der Nahrung durch den Organismus sorgen.

Vitamin B2

▶ *Tagesbedarf:* 1,5 bis 1,7 Milligramm

▶ *In 100 Gramm frischem Sauerkraut:* 0,013 Milligramm

▶ *Funktion:* Vitamin B2 gehört zusammen mit Vitamin B1 zum so genannten Vitamin-B-Komplex. Vitamin B2 fördert das Wachstum und unterstützt die Bildung von roten Blutkörperchen. Es spielt außerdem eine wichtige Rolle im Stoffwechsel und trägt zur Erhaltung des Nervenmarks bei. Auch am Abbau von Fett und Eiweiß ist dieses Vitamin maßgeblich beteiligt.

▶ *Erhöhter Bedarf:* Bei Rauchern, Jugendlichen, schwangeren und stillenden Frauen sowie Frauen, die die Antibabypille nehmen, kann es leicht zu einer Unterversorgung mit Vitamin B2 kommen. Auch ältere Menschen sind häufig davon betroffen. Deshalb sollten sie stets auf eine ausreichende Zufuhr von diesem Vitamin achten.

▶ *Mangelerscheinungen:* Entzündungen der Haut, Risse in den Mundwinkeln, Augenstörungen, Entwicklungsstörungen (bei Kindern), Konzentrationsschwäche, Müdigkeit u. v. m.

▶ *Sonstiges Vorkommen:* Milch und Milchprodukte, Vollkornerzeugnisse, Fleisch, Fisch, Leber

Vitamin B6

▶ *Tagesbedarf:* 1,6 bis 1,8 Milligramm

▶ *In 100 Gramm frischem Sauerkraut:* 0,15 Milligramm

▶ *Funktion:* Vitamin B6 reguliert den Gewebestoffwechsel und trägt zur Blutbildung bei. Es hat einen entscheidenden Einfluss bei der Verwertung von Eiweiß, dabei ist es für den Um- und Abbau von Eiweißstoffen mitverantwortlich. Insgesamt ist Vitamin B6 an mehr als 60 Umbauprozessen im Körper beteiligt und spielt eine zentrale Rolle im Stoffwechsel der Aminosäuren.

▶ *Erhöhter Bedarf:* Vor allem Schwangere, Stillende und Frauen, die die Antibabypille nehmen, haben einen besonders hohen Bedarf.

▶ *Mangelerscheinungen:* Hautveränderungen, Krämpfe, Blutarmut (Anämie), Übelkeit, Schwächezustände, Nervosität, Depressionen

▶ *Sonstiges Vorkommen:* Vollkornprodukte, Fleisch, Fisch, Kartoffeln, Gemüse, Bananen

Vitamin B12

▶ *Tagesbedarf:* 3,0 Mikrogramm

▶ *In 100 Gramm frischem Sauerkraut:* 0,2 Milligramm

▶ *Funktion:* Vitamin B12 ist an der Blutbildung beteiligt, reguliert Stoffwechselfunktionen der Nervenzellen und unterstützt den Aufbau bestimmter Hormone. Dieses Vitamin kommt fast ausschließlich in tierischer Nahrung vor. Nur wenige Pflanzenwurzeln können Vitamin B12 aufnehmen – und zwar mit Hilfe von Bodenbakterien. Auch Sauerkraut enthält Vitamin B12, wenn auch nur in geringen Mengen. Das Vitamin wird im Lauf des Gärungsprozesses von bestimmten nützlichen Bakterien beigesteuert.

▶ *Erhöhter Bedarf:* Bei Personengruppen, die keine tierischen Produkte zu sich nehmen, wie Vegetariern, Veganern sowie Patienten nach einer Magenoperation oder mit einer Magen-Darm-Erkrankung, besteht die Gefahr, dass es zu einem Mangel an diesem Vitamin kommt. Auch Schwangere und Stillende sollten auf eine ausreichende Zufuhr von Vitamin B12 achten.

▶ *Mangelerscheinungen:* Blutarmut, Nervenschäden

▶ *Sonstiges Vorkommen:* Fleisch, Fisch, Eier, Milch

Wer auf tierische Lebensmittel verzichtet, ist ganz besonders auf Sauerkraut als einen der ganz wenigen pflanzlichen Lieferanten von Vitamin B12 angewiesen. Wer Milchprodukte isst, hat auch mit Naturjoghurt eine gute Quelle für den wichtigen Biostoff.

Vitamin C

▶ *Tagesbedarf:* mindestens 75 Milligramm

▶ *In 100 Gramm frischem Sauerkraut:* 20 Milligramm

▶ *Funktion:* Vitamin C ist das bekannteste Vitamin. Es erhöht die Widerstandsfähigkeit gegen Infektionen, aktiviert den Zellstoffwechsel, wirkt anregend und ist für die Blut-, Haut-, Knorpel-, Zahn- und Knochenbildung mitverantwortlich. Zudem leistet es Entgiftungsarbeit und ist für die Eisenaufnahme im Blut mitverantwortlich. Wie das Vitamin A und der Biostoff Beta-Karotin (Vorstufe von Vitamin A), ist auch das Vitamin C ein Fänger der freien Radikale. Dies sind zellzerstörende Substanzen, die vorwiegend durch Umweltgifte im Körper gebildet werden. Freie Radikale können Folgeschäden wie vorzeitige Alterung, Immunsystemstörungen, Herz- und Krebserkrankungen auslösen. Vitamin C bindet sich chemisch an diese freien Radikale und macht sie wirkungslos. Im Normalfall wird der Vitamin-C-Bedarf durch eine vernünftige Ernährung, die reichliche Portionen Obst und Gemüse beinhaltet, gedeckt.

▶ *Erhöhter Bedarf:* Menschen, die körperlich stark belastet werden, Schwangere und stillende Mütter sowie Raucher benötigen mehr Vitamin C als andere und sollten daher auf eine gezielte Aufnahme von Vitamin C, möglichst aus natürlichen Quellen, achten.

▶ *Mangelerscheinungen:* Appetitlosigkeit, Zahnfleischbluten, Müdigkeit, Anfälligkeit gegenüber Infektionskrankheiten, Störung des Bindegewebestoffwechsels und der Wundheilung u. v. m.

▶ *Sonstiges Vorkommen:* Schwarze Johannisbeeren, Zitrusfrüchte, Paprika, Kartoffeln, Leber

Der Vitamin-C-Gehalt im Sauerkraut sinkt drastisch beim Erhitzen. Auch der Sauerstoff in der Luft verursacht den Abbau des Biostoffs – deshalb sollte rohes Sauerkraut immer gut gekühlt und mit Gärflüssigkeit bedeckt aufbewahrt werden.

Vitamin K

▶ *Tagesbedarf:* 65 bis 80 Mikrogramm

▶ *In 100 Gramm frischem Sauerkraut:* 1,5 Milligramm

▶ *Funktion:* Vitamin K ist wichtig für die Blutgerinnung

▶ *Mangelerscheinungen:* Eine Unterversorgung mit Vitamin K tritt äußerst selten auf. Zudem wird im Normalfall etwa die Hälfte des Vitamin-K-Bedarfs von Bakterienstämmen im menschlichen Darm gebildet, die andere Hälfte wird durch eine normale Ernährung problemlos gedeckt. Dennoch kann es unter bestimmten Voraussetzungen zu Mangelerscheinungen kommen. Diese äußern sich in einer Neigung zu Blutungen und einer gestörter Wundheilung.

▶ *Erhöhter Bedarf:* Bei Patienten, die Antibiotika einnehmen, kann es zu einem Mangel an Vitamin K kommen. Sie sollten deshalb auf eine zusätzliche Portion dieses Biostoffs achten, den Sauerkraut reichlich liefert. Vorsicht: Wenn Sie blutgerinnungshemmende Mittel (z. B. Marcumar) einnehmen müssen, sollten Sie Sauerkraut nur nach Rücksprache mit Ihrem Arzt essen!

▶ *Sonstiges Vorkommen:* Eigensynthese durch Darmbakterien (in sehr geringen Mengen); Grüngemüse, Kohlgemüse, Tomaten, Erdbeeren, Geflügel und Rindfleisch

Folsäure

▶ *Tagesbedarf:* 0,3 Milligramm

▶ *In 100 Gramm frischem Sauerkraut:* 0,3 Milligramm

▶ *Funktion:* Folsäure wird hauptsächlich in der Leber gespeichert. Der Mangel an Folsäure gehört zu den häufigsten Vitaminmängeln. Folsäure steuert Abläufe im Eiweißstoffwechsel und wirkt an der Blutbildung sowie an der Zellneubildung mit. Zudem hat sie auf die Regeneration der Schleimhäute Einfluss und steigert die Abwehrkräfte des Organismus.

▶ *Erhöhter Bedarf:* Schwangere und stillende Mütter sowie junge Menschen im Wachstum benötigen ein höheres Maß an Folsäure.

▶ *Mangelerscheinungen:* Blutarmut, Schwangerschaftskomplikationen, Schlafstörungen, depressive Verstimmungen

▶ *Sonstiges Vorkommen:* grünes Blattgemüse, Leber, Eier, Vollkornprodukte, Sojabohnen, Rote Bete, Nüsse

> **Vitamin K gehört zu den fettlöslichen Vitaminen, d. h., es kann vom Körper nur verwertet werden, wenn Sauerkraut mit etwas Öl oder Butter zubereitet wird. Es ist aber hitzeunempfindlich und bleibt auch im gekochten Kraut erhalten.**

Mineralstoffe und Spurenelemente im Kraut

▶ Kalium	▶ Magnesium
▶ Natrium	▶ Phosphor
▶ Kalzium	▶ Eisen

Mineralstoffe und Spurenelemente

Mineralstoffe und Spurenelemente sind für den menschlichen Organismus lebensnotwendige Stoffe, die er selbst nicht herstellen kann. Daher müssen diese Nährstoffe mit der Nahrung in ausreichenden Mengen zugeführt werden, um Mangelerscheinungen vorzubeugen. Diese zeigen sich in vielerlei Funktionsstörungen im Stoffwechsel. Aber auch eine Überdosierung, z. B. von Natrium oder Phosphor, kann bei einseitiger Ernährung negative Folgen haben.

Die lebensnotwendigen Mineralstoffe und Spurenelemente stehen miteinander in vielfacher Wechselwirkung. Wenn nur ein Stoff in zu geringem oder zu hohem Ausmaß vorhanden ist, gerät leicht der ganze Stoffwechsel durcheinander.

Kalium (K)
▶ *Tagesbedarf:* 2 bis 4 Gramm
▶ *In 100 Gramm frischem Sauerkraut:* 288 Milligramm
▶ *Funktion:* Kalium trägt zur Gewebespannung bei und reguliert den Flüssigkeitshaushalt in den Zellen. Es wird bei der Muskel- und Nervenarbeit benötigt und ist am Eiweiß- und Kohlenhydratstoffwechsel beteiligt. Der Wachstumsprozess wird von Kalium entscheidend mitgestaltet. Zudem spielt Kalium bei der Entgiftung des Körpers eine ausschlaggebende Rolle und kontrolliert den Säure-Basen-Haushalt im Körper. Kalium ist für die Versorgung des Gehirns mit Sauerstoff verantwortlich. Auch für Haut und Herz ist Kalium wichtig. Studien haben gezeigt, dass eine erhöhte Zufuhr von Kalium über einen längeren Zeitraum hinweg den Blutdruck senken kann.
▶ *Erhöhter Bedarf:* Wenn Sie unter einer Durchfallerkrankung leiden, kann es zu besonders großen Kaliumverlusten kommen – vor allem wenn der Durchfall länger anhält. Sie sollten deshalb darauf achten, Ihr Kaliumkonto durch entsprechende Zufuhr wieder auszugleichen. Außerdem haben auch Hitzearbeiter und Leistungssportler einen erhöhten Bedarf an Kalium.
▶ *Mangelerscheinungen:* Muskelschwäche, Herzmuskelschäden, Erschlaffung der Blutgefäße, Erschöpfung, Müdigkeit, Nervenschwäche und Appetitlosigkeit
▶ *Sonstiges Vorkommen:* Obst (vor allem Orangen und Bananen), Gemüse, Kartoffeln, Vollkornprodukte, Fleisch, Fisch, Milch, Sonnenblumenkerne

22

Natrium (Na)

▶ *Tagesbedarf:* 2 bis 3 Gramm

▶ *In 100 Gramm frischem Sauerkraut:* 200 Milligramm

▶ *Funktion:* Natrium hat Einfluss auf die Gewebespannung und die Erregbarkeit der Zellen (Nerven und Muskeln). Natrium tritt in der Natur nur mit anderen chemischen Elementen gebunden auf und wird meist in Form von Natriumchlorid (NaCl), dem Kochsalz, aufgenommen. Wie Kalium ist auch Natrium für die Flüssigkeitsregulierung im Zellbereich verantwortlich. Zudem steuert es den Säure-Basen-Haushalt im Organismus, ist für verschiedene Stoffwechselvorgänge notwendig, beeinflusst die Erregbarkeit von Muskeln und Nerven und spielt bei der Herzfunktion eine wichtige Rolle.

▶ *Erhöhter Bedarf:* Durch die Übersalzung der Speisen nehmen die meisten Menschen zu viel Kochsalz zu sich. Ein ständig erhöhter Natriumspiegel kann wesentlich zum Bluthochdruck beitragen. Auf der anderen Seite ergibt sich deshalb eine Unterversorgung mit Natrium recht selten. Eine Ausnahme bilden Menschen, die sehr viel Flüssigkeit verlieren, wie Hitzearbeiter oder Leistungssportler.

▶ *Mangelerscheinungen:* Übelkeit, Kreislaufversagen

▶ *Sonstiges Vorkommen:* Wurst, Käse, Brot, Fertiggerichte

Kalzium (Ca)

▶ *Tagesbedarf:* 800 bis 1000 Milligramm

▶ *In 100 Gramm frischem Sauerkraut:* 48 Milligramm

▶ *Funktion:* Unter den Mineralstoffen hat Kalzium den größten Anteil im menschlichen Körper, genauer gesagt bis zu 90 Prozent in Knochen und Zähnen. Es erfüllt wichtige Funktionen bei Aufbau und Erhaltung von Knochen- und Zahnmaterial.

▶ *Erhöhter Bedarf:* Da Milchprodukte besonders hohe Konzentrationen an Kalzium aufweisen, zählen Milchallergiker zum gefährdeten Personenkreis. Auch Heranwachsende haben einen erhöhten Bedarf an Kalzium.

▶ *Mangelerscheinungen:* Wird dem Körper zu wenig Kalzium zugeführt, entnimmt er dem Knochen und den Zähnen den für den Stoffwechsel notwendigen Kalk. Dies kann in weiterer Folge zu Karies,

Im Durchschnitt werden bereits mit ganz normaler Kost mehr als zehn Gramm Kochsalz pro Tag aufgenommen, also mehr als das Dreifache des Tagesbedarfs. Wer dann noch häufig Fertiggerichte oder salzige Snacks zu sich nimmt, braucht sich auf Dauer über hohen Blutdruck nicht zu wundern.

Knochenerweichung und Knochenschwund führen. Frauen nach den Wechseljahren sind besonders davon betroffen. Zudem besteht die Gefahr von Stoffwechsel-, Herz- und Hauterkrankungen.

▶ *Sonstiges Vorkommen:* Milch, Milchprodukte, Brokkoli, Grünkohl, Fenchel, Kräuter, Mineralwasser

Magnesium (Mg)

▶ *Tagesbedarf:* 300 bis 350 Milligramm

▶ *In 100 Gramm frischem Sauerkraut:* 14 Milligramm

▶ *Funktion:* Magnesium spielt beim Aufbau der Knochen und bei der Zellbildung eine große Rolle. Es wirkt mit bei verschiedenen Stoffwechselvorgängen, stärkt die Körperabwehr, reguliert die Reizbarkeit von Nerven und Muskeln, Cholesterinspiegel u. v. m.

▶ *Erhöhter Bedarf:* Chronischer Alkoholmissbrauch, Leistungssport oder ein Beruf, bei dem man große Flüssigkeitsverluste erleidet, können zu Magnesiumdefizit führen.

▶ *Mangelerscheinungen:* Ein Magnesiummangel äußert sich durch Muskel- oder Magenkrämpfe und leichte Reizbarkeit der Nerven.

▶ *Sonstiges Vorkommen:* Getreideprodukte, Milchprodukte, Nüsse, Fleisch, Hülsenfrüchte, Mineralwasser

Magnesium ist einer der wichtigsten Mineralstoffe. Es wird hauptsächlich in den Knochen gespeichert und ist u. a. für die Aktivierung von etwa 300 Enzymen im Körper verantwortlich.

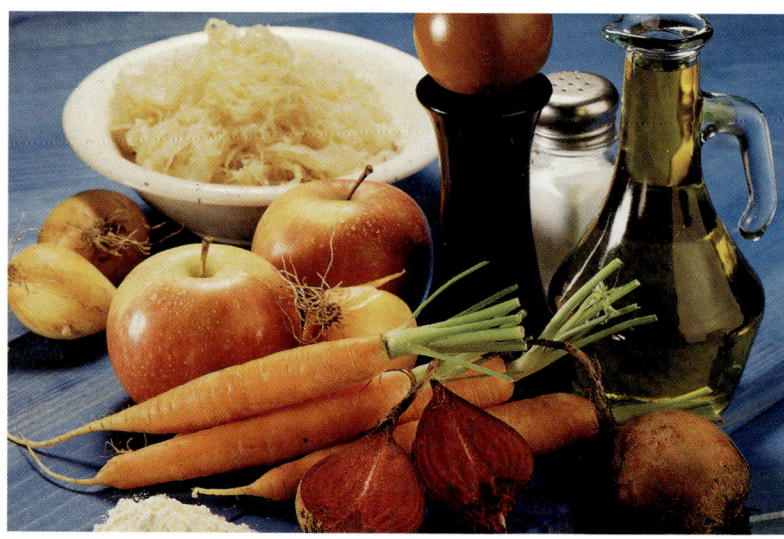

Eine ausgewogene Kost mit viel frischem Obst und Gemüse, hochwertigen Pflanzenölen und regelmäßig Sauerkraut hält fit und gesund.

Phosphor (Ph)

▶ *Tagesbedarf:* 800 Milligramm

▶ *In 100 Gramm frischem Sauerkraut:* 43 Milligramm

▶ *Funktion:* Phosphor ist ein wesentlicher Bestandteil der Knochen und beeinflusst in Kombination mit Kalzium und Magnesium deren Härte und Festigkeit. Phosphor steuert lebensnotwendige Prozesse bei der Umwandlung von Nahrung in Energie, ist für den Zellstoffwechsel und den Zellaufbau verantwortlich. Außerdem ist Phosphor an der Blutgerinnung maßgeblich beteiligt.

▶ *Mangelerscheinungen:* Mangel unbekannt, zu viel Phosphor zerstört den Kalziumstoffwechsel.

▶ *Sonstiges Vorkommen:* Brot, Milch, Fleisch, verarbeitete Lebensmittel mit Phosphatzusatz wie z. B. Colagetränke, Schmelzkäse, Fleisch- und Wurstwaren

Eisen (Fe)

▶ *Tagesbedarf:* 12 bis 18 Milligramm

▶ *In 100 Gramm frischem Sauerkraut:* 0,6 Milligramm

▶ *Funktion:* Eisen ist im roten Blutfarbstoff (Hämoglobin) enthalten und für den Sauerstofftransport im Blut, von der Lunge zu den Zellen und die dortige Sauerstoffaufnahme, verantwortlich. Eisen ist einer der Garanten für ein gut funktionierendes Immunsystem. Es wird am leichtesten aus tierischer Nahrung absorbiert. Vitamin C ist bei der Aufnahme dieses Minerals behilflich.

▶ *Erhöhter Bedarf:* Vegetarier und Veganer sollten auf eisenhaltige pflanzliche Nahrungsmittel achten und zudem reichlich Vitamin C zu sich nehmen. Frauen während der Menstruation und während der Schwangerschaft sowie Heranwachsende zählen zu den Gruppen, die einen erhöhten Bedarf an Eisen haben.

▶ *Mangelerscheinungen:* Bei einem Mangel an Eisen ist die Sauerstoffversorgung der Zellen nicht mehr im notwendigen Maß gewährleistet. Dies führt zu Blutarmut, Müdigkeit, blasser Haut und brüchigen Haaren und Nägeln.

▶ *Sonstiges Vorkommen:* Fleisch, Leber, Vollkornerzeugnisse, grünes Gemüse, Hülsenfrüchte

Es gibt viele gute Gründe, frischen Spinat zu essen – sein Eisengehalt gehört aber nicht dazu. Der ist nämlich viel geringer, als früher angenommen wurde. Wer aus rein pflanzlicher Nahrung seinen Eisenbedarf decken will, sollte reichlich Hülsenfrüchte auf den Tisch bringen.

Sekundäre Biostoffe

Es ist noch nicht allzu lange her, dass man den Gesundheitsfaktor von Obst und Gemüse lediglich den essenziellen Nährstoffen, also den Vitaminen, Mineralstoffen und Spurenelementen, zuschrieb. Doch in den Pflanzen steckt weit mehr. Wie im menschlichen Organismus werden verschiedenste Lebensfunktionen auch in den Pflanzen durch Stoffwechselvorgänge gesteuert, in die unterschiedlichste Stoffe involviert sind. Diese Stoffe werden als bioaktive Substanzen oder sekundäre Biostoffe bezeichnet.

Das breite Spektrum der bioaktiven Substanzen von Pflanzen wird erst seit kurzem in seiner Wirkung auf den menschlichen Körper erforscht. Wissenschaftliche Nachweise sind auch dadurch schwierig, dass diese Stoffe in komplexen Beziehungen zueinander wirken, was im Labor kaum nachzuvollziehen ist.

Aus der Schatzkammer der Natur

Die Funktionen von sekundären Biostoffen sind sehr unterschiedlich. So bewirken sie beispielsweise die Farbgebung und den Duft von Blüten oder etwa den Geschmack, die Farbe und das Aroma von Früchten. Oder sie sind für die Steuerung des Pflanzenwachstums verantwortlich. Oft können bioaktive Substanzen auch eine Lock- oder Abwehrfunktion erfüllen, die eine Pflanze benötigt, um sich vor ihren natürlichen Feinden zu schützen oder beispielsweise Insekten anzulocken, um den Transport des Blütenstaubs zu gewährleisten. Viele Pflanzen erzeugen Biostoffe, die zwar hochgradig giftig, aber trotzdem wirksam sind und daher in der Medizin sehr gering dosiert angewendet werden können, wie etwa das Morphin des Schlafmohns.

Die Forschung bestätigt Erfahrungswerte

Alle Nutzpflanzen, die für den Verzehr bestimmt sind, beinhalten bioaktive Stoffe. Diese unterscheiden sich von Pflanze zu Pflanze, sind mehr oder weniger wirksam, können aber regelmäßig aufgenommen werden, ohne schädliche Nebenwirkungen hervorzurufen. Viele dieser Biostoffe sind für die Gesundheit ein wahrer Segen und werden immer öfter gezielt bei verschiedensten Krankheiten eingesetzt. Was unsere Vorfahren aus einer langen Kette von Erfahrungswerten erahnten und sich zunutze machten, wird immer öfter wissenschaftlich unter die Lupe genommen – und hat den Test bestanden: Die Wirksamkeit bioaktiver Substanzen wird heute von der Forschung bestätigt. Auch im Sauerkraut verstecken sich verschiedene bioaktive Stoffe, die sich in die Gruppe der Glukosinolate und Flavonoide einreihen.

Glukosinolate

Es sind mehr als 50 verschiedene Glukosinolate, die in den verschiedenen Arten von Kohl vorkommen. Zudem findet man diese Gruppe der bioaktiven Stoffe in Meerrettich, Radieschen, Kohlrabi und Raps wieder. Jene Glukosinolate, die für den menschlichen Organismus so wertvoll sind, werden aber erst beim Putzen und Zerkleinern des Kohls freigesetzt. Und so wirken Glukosinolate:

▶ Sie wirken antibakteriell und fungizid (gegen Pilze).
▶ Sie unterstützen den Darm bei seiner Verdauungsarbeit.
▶ Sie helfen bei der Entgiftung des Körpers, kräftigen das Immunsystem und steigern die Leistungsfähigkeit.
▶ Zudem wirken sie auf den Östrogenstoffwechsel ein und können somit möglicherweise eine vorbeugende Wirkung gegen verschiedene frauenspezifische Krebsarten, wie Gebärmutterkrebs oder Brustkrebs, entwickeln (siehe dazu auch Seite 70).

Flavonoide

Flavonoide (Pflanzenfarbstoffe) sind in fast allen Pflanzen enthalten. Diese als natürliche Heilmittel bekannten Pflanzenstoffe kommen beispielsweise in Kamillenblüten, Arnika oder Lindenblüten, aber auch in Propolis (Kittharz der Bienen), das für seine antiseptische Wirkung bekannt ist, in größeren Mengen vor.

▶ Flavonoide haben wie die Glukosinolate antiseptische und antibakterielle Eigenschaften.
▶ Zudem sind sie in der Lage, freie Radikale zu binden, dadurch das Immunsystem zu stärken und möglicherweise bei verschiedenen Krebsarten hemmend zu wirken.

Flavonoide sind vielseitig: Neben antiseptischen sollen sie auch schmerzstillende Eigenschaften entfalten sowie die Ausnutzung und Wirkdauer von Vitamin C im Körper verbessern.

Freie Radikale – Zellenkiller und Krankmacher

▶ Unter freien Radikalen versteht man molekulare Substanzen, die vorwiegend durch Umweltgifte im Organismus gebildet werden. Diese greifen für den Körper notwendige Zellen an und zerstören diese durch Oxidation. Diese aggressiven Zellkiller können Folgeschäden wie vorzeitige Alterung, Immunsystemstörungen, Herz- und Krebserkrankungen auslösen.

▶ Der Körper produziert zur Abwehr dieser Zerstörungstruppe so genannte Antioxidanzien oder Radikalefänger, Moleküle, die freie Radikale binden und unschädlich machen.

▶ Um das Immunsystem bei seiner Arbeit zu unterstützen, können antioxidative Stoffe auch mit der Nahrung aufgenommen werden. Zu den antioxidativen Substanzen zählen neben Selen und den Vitaminen A, C, E und Beta-Karotin auch die Flavonoide.

Ballaststoffe sind für das Verdauungssystem so wichtig wie körperliche Bewegung für Muskeln, Herz und Kreislauf. Sie halten Zähne und Kaumuskulatur gesund, bringen die Verdauung auf Trab und dienen nützlichen Darmbakterien als Futter.

Ballaststoffe

Ein weiterer Bestandteil des Sauerkrauts sind seine Ballaststoffe, die der Gesundheit förderlich sind, obwohl sie vom Körper nicht verwertet werden können. Ballaststoffe kommen vor allem in Vollkornprodukten sowie in einigen Gemüsesorten in höheren Konzentrationen vor, sind aber generell in jeder pflanzlichen Nahrung enthalten.

Mehr als nur verdauungsfördernd

Ballaststoffe haben die Fähigkeit, sich mit Wasser zu binden, erhöhen dadurch das Stuhlvolumen und üben einen Reiz auf den Darm aus, der die Stuhlentleerung beschleunigt. Damit verbunden werden vermehrt Gifte und Schlacken ausgeschieden. Dass es starke Beziehungen zwischen verschiedensten Krankheiten und Problemen im Magen-Darm-Bereich gibt, kann durch moderne wissenschaftliche Methoden mittlerweile nachgewiesen werden, ist aber schon den Heilkundigen vergangener Tage bewusst gewesen, was durch das alte Sprichwort »Der Tod sitzt im Darm« bestätigt wird. In diesem Zusammenhang sprechen Ernährungswissenschafter den Ballaststoffen auch eine Krebs hemmende Wirkung zu, da sie Krebs erregende Stoffe im Darm binden und ableiten können. Darüber hinaus werden Ballaststoffen immer wieder blutzucker- und cholesterinsenkende Eigenschaften nachgesagt.

Falsche Essgewohnheiten führen zu Defiziten

Eine Ernährung, die ausreichend mit Ballaststoffen angereichert ist – man spricht von etwa 30 Gramm täglich für einen Erwachsenen –, ist bei einem Großteil der Bevölkerung nicht gegeben. Der hauptsächliche Grund dafür sind denaturierte Lebensmittel und eine zu fleischlastige Ernährung, die keine Ballaststoffe enthält. Daher ist es sinnvoll, seine Nahrung durch eine Extraportion Ballaststoffe abzurunden. Die natürlichen Nahrungsergänzungsmittel Weizenkleie oder Leinsamen sind die bekanntesten Quellen, die Sie in jedem Naturkostladen, Reformhaus und mittlerweile auch in gut sortierten Supermärkten kaufen können. Auf Dauer ist jedoch eine ausgewogene, vollkorn- und gemüsereiche Ernährung unersetzlich, zumal diese den Körper auch mit anderen wertvollen Substanzen versorgt.

Die gesündesten Ballaststoffe stammen aus »grober Kost« wie Vollkornprodukten, Kohlgemüsen oder Hülsenfrüchten. In konzentrierter Form wie z. B. als Kleietabletten können sie die empfindliche Darmschleimhaut reizen.

Leinsamen, der Samen des Flachses, enthält hochwertige Ballaststoffe und trägt zu einer geregelten und gesunden Verdauung bei.

Produkte der Fermentation

Der Begriff »Fermentation« bedeutet das Konservieren von Lebensmitteln mittels Mikroorganismen. Wie bereits in den vorangegangenen Kapiteln kurz erwähnt, ist eine gezielte Vergärung notwendig, um aus dem Weißkohl Sauerkraut herzustellen. In früheren Tagen war das Fermentieren, d.h. das Vergären, die einzige Möglichkeit, Kohl und andere Gemüse haltbar zu machen. Andere Lebensmittel wiederum werden erst durch das Fermentieren zu dem, was sie sind. Beispielsweise wäre die Herstellung von Brot aus Sauerteig oder Hefe, von Bier und vor allem von sauren Milchprodukten ohne den Fermentierungsvorgang gar nicht möglich. Heute wird Gemüse kaum noch vergoren, da man über andere Möglichkeiten zur Haltbarmachung verfügt. Kohl jedoch wird nach wie vor nach traditioneller Art verarbeitet, was aber mittlerweile hauptsächlich der Beliebtheit des Fermentierungsprodukts – dem Sauerkraut – zu verdanken ist.

Heute wird die milchsaure Gärung fast nur noch bei Sauerkraut angewendet. Es eignen sich aber auch viele andere Gemüse für dieses Verfahren, wie z. B. Karotten, Zwiebeln, Rote Bete oder Fenchel. In manchen Gegenden sind auch milchsauer eingelegte grüne Bohnen sehr beliebt.

So wird Sauerkraut hergestellt

Wie man es anstellt, aus Weißkohl das beliebte Sauerkraut selbst zu machen, wird ab Seite 46 geschildert. Nur so viel, um den Prozess in groben Zügen darzustellen: Das Kraut wird geschnitten, in ein Gefäß gefüllt, mit Salz und Gewürzen verfeinert, gepresst, mit Flüssigkeit aufgefüllt und muss danach einige Wochen ruhen. Was uns an dieser Stelle interessiert, sind jene Mikroorganismen, die am Gärungsprozess des Sauerkrauts maßgeblich beteiligt sind.

Gärung macht haltbar und bekömmlich

Der Saft, der bei der Pressung der gesalzenen Kohlblätter austritt, wird nach kurzer Zeit zur Sammelstelle verschiedenster Mikroorganismen, darunter Milchsäurebakterien, aber auch Schimmelpilze und Fäulnisbakterien, die für den raschen Verfall des Krauts verantwortlich sind. Die Milchsäurebakterien entwickeln ein stark saures Milieu, das alle anderen Bakterien und Pilzstämme in ihrem Wachstum stoppt und schließlich gänzlich abtötet. Nach Abschluss der Gärung ist das Sauerkraut aufgrund fehlender Fäulniserreger haltbar und kann unter entsprechenden Bedingungen längere Zeit gelagert werden. Zudem hat die Gärung einen weiteren Vorteil. Kohl ist, wie wir alle wissen, sehr stark blähungsfördernd und wird von sensiblen Mägen oft schlecht vertragen. Beim Fermentieren werden auch jene Stoffe entschärft, die dafür verantwortlich sind.

Milchsäure mag keine Hitze

Man weiß längst, dass Milchsäure und Milchsäurebakterien die Gesundheit fördern, und so verwundert es auch nicht, dass ernährungsbewusste Menschen gezielt fermentierte Milchprodukte wie etwa Joghurt zu sich nehmen. Freilich aus dem Bioladen oder Reformhaus, da sichergestellt sein sollte, dass der Haltbarkeit nicht doch durch Pasteurisieren oder Sterilisieren nachgeholfen wurde – um jeglichen Keim (auch den guten) auszurotten. Selbst konventionelle Lebensmittelhersteller haben sich auf die veränderten Bedürfnisse der Käufer eingestellt und bieten Milchprodukte an, die mit der Verwendung von gesunden Laktobakterien werben. Leider sind auch solche Produkte meist trotzdem pasteurisiert. Ähnliches gilt für Sauerkraut: Die verpackte Variante aus dem Supermarkt ist zwar lange haltbar, hat aber bei weitem nicht den gesundheitlichen Wert wie frisches Kraut aus dem offenen Fass. Denn: Wird Sauerkraut erhitzt – und das ist notwendig, um es lange Zeit haltbar zu machen –, verringert sich der Gehalt an Vitaminen und Milchsäure drastisch.

So wertvoll Milchsäurebakterien für unseren Körper sind – sie haben einen Nachteil: Ihre Wirkungszeit ist sehr begrenzt, so dass man für dauernden Nachschub sorgen muss. Erst bei häufigem Verzehr von fermentierten Lebensmitteln kann man mit positiven Auswirkungen rechnen.

Hauptaufgaben der Milchsäure

So wirken Milchsäure und Milchsäurebakterien im menschlichen Organismus:

▶ Sie kräftigen das Immunsystem.

▶ Sie regulieren die Verdauung.

▶ Sie töten Krankheitskeime ab.

▶ Sie können Krebs hemmend wirken.

▶ Sie regenerieren die Darmflora.

Immunsystem – Selbstverteidigung des Körpers

Der menschliche Organismus ist täglich dem Angriff unzähliger Krankheitserreger wie Bakterien, Viren oder Pilzen ausgesetzt. Der Körper verfügt jedoch über ein eigenes Immunsystem, das die Aufgabe hat, die Erreger abzuwehren und den Körper vor Krankheiten zu schützen, die durch diese Erreger ausgelöst werden.

Meinungsumfragen in Europa haben ergeben, dass sich ein großer Teil der Bevölkerung krank fühlt. Ein Umstand, der durch eine ständig wachsende Zahl von Erkrankungen bestätigt wird. Besonders auffällig ist die rasante Zunahme von Allergien, Infektionen, Herz-Kreislauf-Störungen und verschiedensten Krebsarten. Unter der deutschen Bevölkerung leiden etwa sieben Millionen Menschen unter chronischen Erschöpfungszuständen. Zum Teil können diese Krankheitsbilder auf geschwächte Abwehrkräfte zurückgeführt werden. Die Hauptursachen für Beeinträchtigungen im Immunsystem des menschlichen Organismus sind vor allem in den Lebensbedingungen der zivilisierten Welt zu suchen.

Schwächen des Immunsystems nehmen zu, aber über die Ursachen ist man noch im Unklaren: Neben der Annahme, das Abwehrsystem werde durch eine Vielzahl neuer Substanzen und Schadstoffe überfordert, gibt es auch die gegenteilige Theorie, es sei durch hygienischere und geschütztere Lebensbedingungen zu wenig trainiert.

Psychische Belastungen

Leistungsdruck, gesellschaftliche Normen, Vereinsamung lassen die Zahl der psychischen und psychosomatischen Erkrankungen ständig ansteigen, die das allgemeine Wohlbefinden beeinträchtigen, Krankheiten auslösen und das Immunsystem schwächen können.

Bewegungsarmut

Der Körper wird nicht ausreichend durchblutet, nimmt zu wenig Sauerstoff auf, die Muskeln erschlaffen, der Stoffwechsel erlahmt. Das körperliche und psychische Wohlbefinden sinkt, und die körpereigene Abwehr wird zunehmend anfälliger.

Umweltgifte

Gegen Insektenvertilgungsmittel, Schwermetalle, chemische Stoffe usw. hat der Körper keine Abwehrmechanismen. Dauerhafte Schäden und ein defektes Immunsystem können die Folge sein.

Falsche Ernährung

Die meisten Menschen ernähren sich falsch. Der tägliche Speiseplan enthält zu wenig frisches Obst und Gemüse sowie Vollkornprodukte, dafür umso mehr fettige, süße und denaturierte Lebensmittel. Der Organismus wird mit Kohlenhydraten und Fetten überladen und bekommt auf der anderen Seite nicht genügend Vitamine, Spurenelemente und Ballaststoffe zugeführt. Verschiedenste Krankheiten und geschwächte Abwehrkräfte sind die Folge.

Alkohol und Tabak

Alkohol und Tabak schädigen bei ständigem und intensivem Konsum den Organismus und beeinträchtigen das Immunsystem.

Medikamente

Verschiedenste Medikamente, darunter Antibiotika und kortisonhaltige Präparate, haben auf lange Sicht Nebenwirkungen, die den Körper und das Immunsystem schädigen können.

Unentdeckte Entzündungsherde

Entzündungsherde im Körper, die unentdeckt bleiben, beschäftigen das Immunsystem permanent, so dass es für seine eigentliche Aufgabe, die Abwehr von Krankheitserregern, zu wenig Reserven hat.

Auch die Jahreszeiten haben Einfluss auf das Immunsystem. Besonders in den Übergangszeiten Herbst und Frühjahr häufen sich Infektionen und gesundheitliche Beschwerden, denen man mit einer Sauerkrautkur (siehe Seite 63f.) vorbeugen kann.

Symptome einer Immunschwäche

▶ Immer wiederkehrende Infekte oder Pilzerkrankungen

▶ Durchfall, Gewichtsabnahme

▶ Verdauungsstörungen

▶ Hauterkrankungen

▶ Schmerzen, für die keine Ursache zu finden sind

▶ Chronische Erkrankungen

▶ Chronische Müdigkeit

▶ Leistungsabbau

▶ Geistige Erschöpfung

▶ Durchblutungsstörungen

▶ Potenzstörungen

▶ Kopfschmerzen

▶ Allergien

▶ Schleimhautgeschwüre

Der Powerschub für das Immunsystem

Es gibt in der Naturheilkunde eine Reihe von Maßnahmen und Heilmitteln, um die körpereigenen Abwehrkräfte zu unterstützen. Neben Vitaminen und Spurenelementen ist es vor allem die Milchsäure im Sauerkraut, die zu einer wesentlichen Verbesserung der Gesamtsituation im Immunsystem beitragen kann. Doch mit etwas Sauerkraut ab und zu ist es leider nicht getan, denn es ist kein Wundermittel, das Ernährungssünden – speziell langjährige – neutralisieren kann. An erster Stelle sollten Sie Ihre Lebens- und Ernährungsgewohnheiten einer eingehenden Prüfung unterziehen und gegebenenfalls umstellen. Höchste Zeit ist es, wenn Sie bereits eindeutige Anzeichen einer Immunsystemstörung wahrnehmen können.

Schon ein bis zwei Gläser Sauerkrautsaft täglich können Verdauungsprobleme lösen, die durch ballaststoffarme Ernährung und Bewegungsmangel entstanden sind. Im Unterschied zu Abführmitteln aus der Apotheke sind dabei keine schädlichen Nebenwirkungen zu befürchten.

Milchsäure räumt den Magen auf

Eine einseitige, unausgewogene Ernährung kann neben anderen Folgeerscheinungen auch die Verdauungsleistung des Magen-Darm-Apparats stark beeinträchtigen. Dies führt zu Ablagerungen von Schlacken an Darmwänden, außerdem zu Darmträgheit und Darmfäulnis. Nahrungsreste verbleiben oft jahrelang in den Darmwänden, faulen vor sich hin und führen zu einer stetigen Selbstvergiftung des Organismus, der auf diese Dauerbelastung mit verschiedensten Krankheiten reagieren kann. Neben den Ballaststoffen im Sauerkraut haben auch Milchsäure und Milchsäurebakterien eine positive Wirkung auf das Verdauungssystem.

Schon 1908 kommt der russische Biologe und Nobelpreisträger Ilja Metschnikow (1845–1916) in seinem Werk »The Prolongation of Life« zu dem Schluss, dass die Milchsäure im Sauerkraut die Fäulnis im Darm bekämpft, dadurch Krankheiten verhindert und ein längeres Leben verspricht.

Was Metschnikow damals durch eine Reihe von Beobachtungen und Erfahrungswerten vermutet hatte, kann die Wissenschaft heute belegen. Milchsäurebakterien haben tatsächlich einen starken Einfluss auf das bakterielle Milieu des Magens und des Darms.

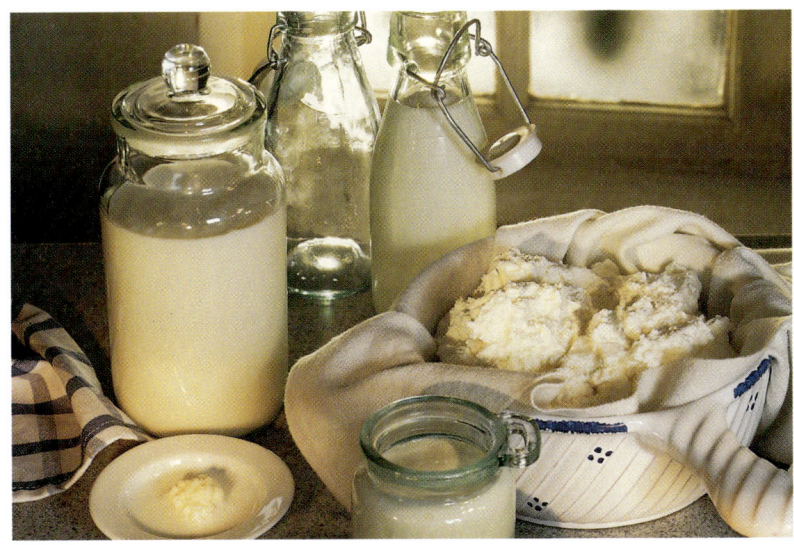

Milchsäurebakterien aus Sauerkraut und Milchprodukten wie Joghurt, Kefir oder Quark können die wichtige Darmflora sanieren und das Immmunsystem nachhaltig stärken.

Schädliche Bakterien werden gehemmt

Milchsäurebakterien sind in der Lage, das Wachstum krankheits- und fäulniserregender Bakterienstämme zu stoppen und damit unterschiedlichsten Folgeerkrankungen vorzubeugen, d. h., sie wirken antibiotisch. Diese biologischen Abläufe im Organismus, die an die Milchsäurebakterien gekoppelt sind, wirken sehr sanft. Daher ist für einen dauerhaften Erfolg eine regelmäßige Zufuhr von Milchsäurebakterien notwendig. Nehmen Sie deshalb ein Gläschen Sauerkrautsaft in Ihren täglichen Speiseplan mit auf. Und bringen Sie öfter mal ein Sauerkrautgericht auf den Tisch.

Besonders wertvoll sind Milchsäurebakterien auch nach einer Behandlung mit Antibiotika, einer Strahlen- oder Chemotherapie. Bei reichlicher Zufuhr helfen sie, die geschädigte Darmflora rasch wieder aufzubauen.

Testergebnisse in der Krebsvorbeugung

Um es vorauszuschicken, es liegen keine gesicherten, wissenschaftlichen Ergebnisse vor, die den Milchsäurebakterien und der Milchsäure eine vorbeugende oder hemmende Wirkung bei Krebs bestätigen können. Allerdings sprechen verschiedenste Studien, die dieses Thema zum Inhalt hatten, durchaus dafür.

Ernährungswissenschaftler der Universität Gießen stellten sich in einem Projekt die Frage, ob Milchsäure eine vorbeugende Wirkung gegen Dickdarmkrebs hat. Ihre Untersuchungen basierten auf der Erkenntnis, dass es einen unmittelbaren Zusammenhang zwischen dem Milieu im Darm und der Entstehung eines Darmkarzinoms gibt. Schon unter ganz normalen Umständen herrscht im Darm eine Art Kriegszustand. Der Müllentsorgungsbereich des menschlichen Organismus beherbergt unzählbar viele Mikroorganismen, die auf der einen Seite mit der Nahrung in den Körper gelangen oder dort entstehen, auf der anderen Seite den Verdauungs- und Abwehrmechanismen des Darms zugerechnet werden.

Eine gesunde ausgewogene Lebensweise trägt wesentlich zu einem ausgeglichenen Zustand im Darm bei. Eine ungesunde, einseitige Ernährung verschiebt dieses Gleichgewicht. Die Entgiftung und der Mülltransport funktionieren nicht ausreichend, Darmgifte und Schlacken nehmen überhand. Von verschiedenen Keimen, die sich durch diesen Prozess im Darm vermehren, weiß man, dass sie die Bildung des Dickdarmkrebses begünstigen.

Seit 1950 nehmen Darmkrebserkrankungen rapide zu. Die Heilungsaussichten sind immer noch sehr ungünstig, aber man hat viele neue Erkenntnisse gewonnen, wie man mit gesunder Ernährung wirksam vorbeugen kann.

Auf den richtigen pH-Wert kommt es an

Auch der pH-Wert des Darmmilieus kann möglicherweise für die Entstehung von Darmkrebs eine entscheidende Rolle spielen. Grundsätzlich gibt der pH-Wert Aufschluss darüber, ob eine Lösung sauer oder basisch ist. Auf der 14-teiligen Skala spricht man bei einem pH-Wert 7 von einem neutralen Wert. Alles, was darunter liegt, bezeichnet man als saure, was darüber liegt, als basische Werte. Je höher, also je basischer der Wert des Magenmilieus ist, desto höher ist das Risiko, an Darmkrebs zu erkranken. Der pH-Wert ist ebenso ein Faktor, der durch die Ernährung beeinflusst wird. Sie können also durch das, was Sie essen, Ihren pH-Wert im Darm steuern. Für eine gesunde Darmflora sorgt eine Zusammensetzung Ihres täglichen Menüs aus einem niedrigen Anteil an tierischen Fetten und Fleisch und einem hohen Anteil an probiotischen Nahrungsmitteln wie Joghurt oder milchsaurem Gemüse – wie Sauerkraut!

Doppelte Wirkung von Milchsäurebakterien

Hinsichtlich der Milchsäure kamen Forscher der Universität Gießen zu dem Ergebnis, dass die Milchsäurebakterien tatsächlich in der Lage sind, beide Risikofaktoren, die Darmkrebs auslösen können, auszuschalten.

▶ Zum einen hemmen Milchsäurebakterien die Aktivitäten von schädlichen, Krebs erregenden Keimen und so genannten fäkalen Enzymen, die Darmtumore auslösen.

▶ Zum anderen senken Milchsäurebakterien den pH-Wert im Darm, d. h., ein Umschwenken in den gefährlichen basischen Bereich kann verhindert werden.

Multifunktionell – Azetylcholin

Beim Gärungsprozess entsteht eine weitere biochemische Substanz, die recht interessante und vor allem vielfältige Aufgaben im menschlichen Organismus übernimmt: Azetylcholin. Wie andere Biostoffe im Sauerkraut, fördert auch Azetylcholin die Verdauung. Es setzt seine Wirkung allerdings schon am Beginn der Verdauungskette, nämlich durch die Stimulation der Speichelproduktion, frei. Im Magen unterstützt es dann die Bildung von Salzsäure. Außerdem wird die Bauchspeicheldrüse durch Azetylcholin zu einer vermehrten Enzymproduktion angeregt. Und Enzyme spielen bei verschiedensten biochemischen Vorgängen eine entscheidende Rolle. So sind sie u. a. an der Verdauung, dem Stoffwechsel, der Blutgerinnung, der Entgiftung des Körpers, der Verwertung von Sauerstoff und vielen weiteren Prozessen im menschlichen Organismus beteiligt.

Gute Laune mit Azetylcholin

Letzten Ergebnissen der Forschung zufolge besitzt Azetylcholin auch noch eine andere interessante Eigenschaft. Es wirkt beruhigend und stimmungsaufhellend, ist also ein natürliches Antidepressivum. Allerdings sollten Sie keine Wunder erwarten, denn Azetylcholin ist eine sehr sanft wirkende Substanz, die sich erst bei einer längeren, regelmäßigen Einnahme von Sauerkraut bemerkbar macht.

Sauer macht lustig – an dieser Volksweisheit ist mehr dran, als man glauben möchte. U. a. liegt das an dem stimmungsaufhellenden Azetylcholin, das durch den Gärprozess im Sauerkraut entsteht.

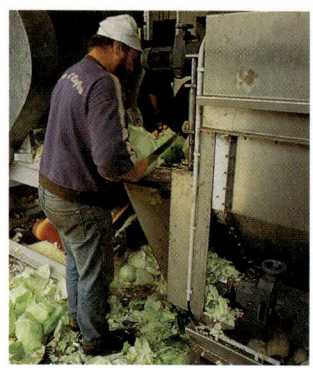

Seit Ende des 19. Jahrhunderts wird Sauerkraut maschinell hergestellt.

Sauerkraut als Fertigprodukt

Um in den vollen Genuss der vielen wertvollen Nährstoffe zu kommen, die im Sauerkraut stecken, sollten Sie einige Unterscheidungsmerkmale kennen, denn Sauerkraut ist nicht gleich Sauerkraut. Die Qualität der einzelnen Produkte im Handel ist abhängig von Art und Anbau des Kohls bis hin zur Darreichungsform des fertigen Krauts. Grundsätzlich gilt: Je naturbelassener das Sauerkraut ist, desto reicher ist es an Inhaltsstoffen, desto höher ist sein gesundheitlicher Wert.

Über den Anbau von Kohl

Der Weißkohl ist jene Sorte Kohl, aus der das Sauerkraut hergestellt wird. Selbst vom Weißkohl gibt es verschiedenste Sorten, die für unterschiedliche Zwecke verwendet werden. Für die industrielle Produktion von Sauerkraut wird zumeist der Herbstkohl oder der Dauerkohl herangezogen. Während der Dauerkohl, wie sein Name es schon verrät, längere Zeit gelagert werden kann, ist der Herbstkohl für die sofortige Verarbeitung bestimmt. Beide Kohlsorten bevorzugen ein mildes, feuchtes Klima, das in weiten Teilen Deutschlands während der Sommermonate und im Frühherbst gewährleistet ist.

Für Gourmets – der feine Unterschied

Neben den verschiedenen Weißkohlsorten unterscheidet man noch zwei Arten, die für die Herstellung von Sauerkraut infrage kommen, den Rundkohl und den Spitzkohl. Welche der beiden Kohlsorten für die Sauerkrautproduktion geeigneter ist, ist keine Frage der Qualität, sondern des Geschmacks. Davon abgesehen, ist Sauerkraut aus Spitzkohl nur bei wenigen Bauern, die sich darauf spezialisiert haben, zu

Für die industrielle Herstellung von Sauerkraut verwendet man spezielle Weißkohlsorten, die fester und weißer sind als die auf dem Markt erhältlichen und ein Gewicht von drei bis sieben Kilogramm pro Kopf haben.

bekommen. Aus gutem Grund: Die industrielle Verarbeitung von Kohl hat sich auf die runde Variante eingeschossen, da diese Form von Maschinen wesentlich leichter zu bearbeiten ist. Andererseits schwören all jene, die einmal Sauerkraut aus Spitzkohl gekostet haben, dass nichts anderes mehr auf den Tisch kommt. Sollten Sie selbst ein Urteil darüber fällen wollen, ist ein Besuch beim nächsten Bauernmarkt angeraten. Mit etwas Glück finden Sie einen Bauern, der auch Sauerkraut aus Spitzkohl anbietet.

Der richtige Boden macht's

An den Boden stellt der Kohl als stark zehrende Pflanze recht anspruchsvolle Bedingungen. Alle Kohlarten enthalten besonders viel wertvolle Inhaltsstoffe und holen sich deshalb auch sehr viel aus dem Boden. Dies setzt wiederum voraus, dass die Erde besonders reich an Nährstoffen ist. Zudem bevorzugt der Kohl ganz bestimmte Bodenkonsistenzen, wie tiefe schwere Böden, die außerdem im besten Fall knapp unter der Oberfläche Grundwasser führen. Dies sind u. a. die Gründe dafür, warum bestimmte Gebiete Deutschlands wie Niederbayern, Niederrhein, Dithmarschen oder Baden-Württemberg riesige Kohlfelder beheimaten.

Qualitätsverlust durch Monokultur

Gerade stark zehrende Pflanzen ziehen die Substanz des Bodens in Mitleidenschaft. In früheren Tagen achtete man auf die natürlichen Bedürfnisse von Pflanzgut und Boden, bewirtschaftete das Land mit Bedacht jährlich unterschiedlich und ließ dem Boden zwischendurch auch Erholungsphasen, um sich vollständig zu regenerieren. Heute haben sich fast alle landwirtschaftlichen Betriebe auf bestimmte Produkte spezialisiert. Monokulturen, die Jahr für Jahr dieselbe Pflanzensorte tragen, laugen den Boden einseitig aus. Die Erholungsphase, in der der Boden unbepflanzt bleiben muss, sollte ein Jahr betragen. Aus wirtschaftlichen Gründen ist dies jedoch nicht machbar, denn ein unbestelltes Feld ist totes Kapital.

Sollten Sie auf Ihrer Suche nach Sauerkraut aus Spitzkohl nicht fündig werden, bleibt die Eigenproduktion von Sauerkraut, die keine Wünsche in puncto Kreativität offen lässt. Denn hier bestimmt nicht nur die Art des Kohls, sondern auch die verschiedenen Gewürze und Zutaten, die bei der Sauerkrautproduktion verwendet werden können, über den guten Geschmack.

Dünge- und Pflanzenschutzmittel

Um den Boden mit den für den Kohl notwendigen Nährstoffen anzureichern, werden Düngemittel eingesetzt. Industrielle Mineraldünger sind in ihrer Wirkung sehr kraftvoll und schnell, kosten außerdem relativ wenig. Ein gravierender Nachteil dieser Dünger ist, dass sie den Boden und seine Bewohner auf Dauer in Mitleidenschaft ziehen, also das natürliche Gleichgewicht stören. Zudem werden die Pflanzen mit chemischen Mitteln vor Schädlingen geschützt, was nicht nur den Schädlingen, sondern auch dem Menschen schlecht bekommt. Ganz klar, dass an so angebauten Kohl – und das daraus gewonnene Sauerkraut – keine hohen Qualitätsansprüche gestellt werden können. Sauerkraut aus biologischer Landwirtschaft ist sehr viel reicher an Inhaltsstoffen als Sauerkraut, das von konventionellen Anbietern vertrieben wird. Auch die biologische Landwirtschaft arbeitet mit Düngemitteln, allerdings mit natürlichen, wie Jauche, Kompost oder biologischen Düngern (Hornmehl, Guano usw.). Diese wirken wesentlich sanfter als die industriellen Dünger, belasten den Boden nicht und gewährleisten ein ausgeglichenes Bodenmilieu. Zudem wird auf chemische Schädlingsbekämpfung verzichtet.

Weißkohl vom Biobauern schmeckt intensiver und ist gesundheitlich hochwertiger, auch wenn die Köpfe vielleicht nicht so riesig und äußere Blätter schon mal von einer Raupe angenagt sind.

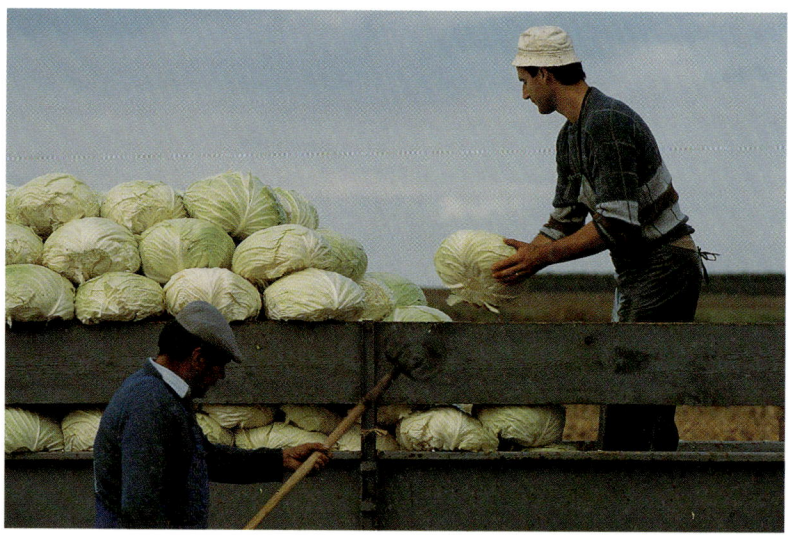

Ein Großteil der Kohlernte wird für die maschinelle Verarbeitung zu Sauerkraut verwendet.

Vom Kohl zum Sauerkraut

Wenn das Sauerkraut nicht vom kleinen Bauern kommt, wird es in maschinellen Arbeitsabläufen aus dem Kohl gewonnen. Wobei dazu bemerkt sei, dass es keinen qualitativen Unterschied ausmacht, ob das Sauerkraut maschinell oder traditionell hergestellt wird, zumindest nicht bis zu dem Punkt, an dem das Sauerkraut pasteurisiert oder sterilisiert, also durch das Einwirken von Wärme haltbar gemacht wird.

Nach der Ernte

Bei der groß angelegten, maschinellen Sauerkrautproduktion durchläuft der Kohl verschiedenste Arbeitsprozesse: Nach der Ernte wird der Kohl sorgfältig ausgeschnitten, und die äußeren grünen Blätter werden entfernt. In der Fabrik werden nochmals die harten und verschmutzten Außenblätter abgenommen, der Kohl wird geputzt und sein Strunk mit einer Maschine ausgebohrt. Dann wird der Kohl mit Maschinen in feine Streifen geschnitten.

Das Salzen und Pressen

Danach wird der geschnittene Kohl mit Salz versetzt (zu etwa 0,8 bis 1,8 Prozent) und in Gärbehälter gefüllt. Zum größten Teil werden heutzutage mit Fliesen oder Spezialfolien ausgekleidete Betonsilos verwendet. In kleineren Betrieben, die auf besondere Qualität Wert legen, schwört man noch immer auf die traditionellen Holzfässer.

Das Kraut wird gepresst, bis Flüssigkeit aus den Kohlstreifen austritt und die Luft weitgehend aus dem Kraut entfernt ist. Während dieser Vorgang heute überwiegend maschinell erledigt wird, wurde das Kraut früher schichtweise in die Fässer geschlichtet und mit den Füßen gestampft, bis Wasser austrat. Ähnliches kennt man aus der Weinproduktion vergangener Tage. Wenn das Kraut gänzlich mit der ausgepressten Flüssigkeit, der so genannten Lake, bedeckt ist, wird es luftdicht eingeschlossen.

Im Lebensmittelgesetz sind die erlaubten Zutaten für die gewerbliche Herstellung von Sauerkraut genau festgelegt: Außer Weißkohl dürfen Kochsalz, Gewürze, Kräuter, Zucker bzw. Süßstoff, Askorbinsäure (Vitamin C), Wein oder Champagner sowie Obstsorten wie Äpfel oder Ananas hinein.

Die Gärung

Um den Gärungsprozess richtig in Gang zu bringen, werden dem Kraut Milchsäurebakterien zugesetzt. Je nach Kohlart, Temperatur und Salzkonzentration dauert die Gärung zwischen ein und vier Wochen. Zu Beginn der Fermentierung bilden sich in der nährstoffreichen Lake verschiedenste Mikroorganismen, deren Stoffwechselprodukte für den Geschmack und den Geruch des fertigen Sauerkrauts mitverantwortlich sind. Etwas später, wenn der Sauerstoffanteil sinkt, werden bestimmte sauerstoffabhängige Organismen in ihrem Wachstum gehemmt. Der Anteil der Milchsäurebakterien, die keinen Sauerstoff benötigen, wird größer. Auch das zunehmend saure Milieu stört die Milchsäurebakterien nicht weiter – im Gegensatz zu anderen, schädlichen Bakterien, die jetzt absterben. Die Milchsäurebakterien dagegen breiten sich unaufhörlich aus und produzieren immer mehr Milchsäure, die später die wichtigste konservierende Komponente im unbehandelten Kraut darstellt. Im der letzen Phase der Gärung werden neben der Milchsäure auch Essigsäure, Äthylalkohol, Mannit, Kohlendioxid und Aromastoffe gebildet, die den Geschmack des fertigen Sauerkrauts mitbestimmen. In den meisten industriellen Betrieben wird das Sauerkraut nach Abschluss der Gärung auf 80 °C erhitzt, was zum einen die Kohlensäure aus dem Kraut treibt, zum anderen eine längere Haltbarkeit garantiert.

Sauerkraut aus der Dose hat durchaus Vorteile, z. B. ist es sehr lange haltbar. Zugunsten einer gesünderen Ernährung und für Heilzwecke sollte Sauerkraut jedoch ausschließlich als frische Rohkost – und nicht als industriell vorbehandelte Ware – verzehrt werden.

Frisch oder aus der Dose

Seit jeher war die Haltbarmachung von Lebensmitteln ein wichtiges, ja sogar überlebensnotwendiges Thema, galt es doch, magere Zeiten mit diesen Lebensmitteln zu überstehen. Die heutigen Methoden der Konservierung sind wesentlich ausgereifter als in der Vergangenheit, ganze Industriezweige leben nur davon. Konserven beispielsweise erleichtern nicht nur das tägliche Leben, sondern sind in vielen Fällen auch unentbehrlich, z. B. unterwegs auf Reisen oder wenn es keine Möglichkeit gibt, Frisches einzukaufen.

Moderne Konservierung

Die industrielle Massenproduktion von Sauerkraut bedingt zumeist Konservierungsverfahren, um das Sauerkraut in Dosen und Beuteln lagerfähig zu machen. Dies geschieht durch das Erhitzen des Sauerkrauts. Dabei unterscheidet man zwei Temperaturstufen, die über die Dauer der Haltbarkeit entscheiden.

▶ Beim Pasteurisieren wird das Kraut auf 85 °C erhitzt.

▶ Beim Sterilisieren wird das Kraut auf mehr als 100 °C erhitzt.

Beide Verfahren haben einen entscheidenden Nachteil: Sie vernichten neben anderen Mikroorganismen ebenso die wertvollen Milchsäurebakterien; diese sterben nämlich bereits bei einer Temperatur von 70 °C. Dies ist auch der eigentliche Sinn der Wärmeverfahren, um einen weiteren Gärungsprozess aufzuhalten. Aber nicht allein die Milchsäurebakterien werden durch das Erhitzen zerstört: Auch andere wertvolle Inhaltsstoffe des Kohls, wie z. B. die Vitamine, gehen verloren. Obwohl man schonendere Wärmeverfahren entwickelt hat, die das Kraut nur kurzzeitig über 70 °C erwärmen, ist das frische und unbehandelte Sauerkraut für die Gesundheit am wertvollsten.

Frischware hat mehr Inhaltsstoffe

Frisches, unbehandeltes Sauerkraut aus dem Holz- oder Plastikfass wird meist nur mehr von kleineren Betrieben angeboten. Früher sah man auch in Supermärkten ab und zu diese Fässer in der Gemüseabteilung stehen, aus denen man sich nach eigenem Belieben bedienen konnte. Heute ist so etwas fast nur noch im Reformhaus oder auf dem Bauernmarkt zu finden. Trotzdem achten auch einige größere Anbieter auf die Qualität ihres Sauerkrauts und bieten es auch als Frischware an. Da das unbehandelte Sauerkraut nicht sehr lange haltbar ist, müssen Sie auf das Verfallsdatum, das auf der Verpackung vermerkt ist, achten. Im günstigsten Fall erhalten Sie frisches Sauerkraut aus kontrolliert biologischer Landwirtschaft. Dies garantiert ein natürlich gewachsenes Kraut, das ohne chemische Dünge- und Spritzmittel aufgezogen wurde und reich an wertvollen Inhaltsstoffen ist.

Das Verfahren war zwar bereits 1804 von dem Franzosen François Appert entwickelt worden, aber erst eine Kostprobe bei der Weltausstellung 1851 in London machte die Konservendose populär – so sehr, dass es damals bei der feinen Gesellschaft als schick galt, Gästen ganze Menüs aus verschiedenen Dosen zu servieren.

Auf Eis gelegt

Wenn Sie sich an dieser Stelle Gedanken darüber machen, wie Sie wertvolles, frisches Kraut einige Zeit unbeschadet und vor allem im gleichen Zustand aufheben können: Das Haltbarmachen von Sauerkraut ist im heutigen modernen Haushalt überhaupt kein Thema mehr. Ein wenig Platz in der Kühltruhe genügt, um das Sauerkraut für sehr lange Zeit auf Eis zu legen, ohne es seiner Inhaltsstoffe zu berauben. Wenn es für medizinische Zwecke verwendet werden soll, darf es aber auf keinen Fall in der Mikrowelle wieder aufgetaut werden, denn auch dabei erleiden seine wertvollen Substanzen Schaden.

Sauerkrautsaft

Auch pasteurisiertes oder sterilisiertes Sauerkraut sollte nach dem Öffnen der Verpackung nicht länger als sieben Tage im Kühlschrank gelagert werden. Reste aus Dosen müssen in Glas- oder Porzellanschüsseln umgefüllt werden, da die Säure des Krauts unter Sauerstoffeinfluss das Metall der Dose angreift.

Informieren Sie sich beim Kauf darüber, wie der Sauerkrautsaft gewonnen wurde. Saft, der wirklich alle wertvollen Substanzen des Krauts enthält, wird durch Auspressen des Sauerkrauts gewonnen. Die Lake wird dem Saft nach dem Pressen wieder beigefügt, da auch sie über wertvolle Inhaltsstoffe verfügt. Sauerkrautsaft, der auf andere Weise erzeugt wurde, hat nicht denselben gesundheitlichen Wert. Im Zweifelsfall ist es immer günstiger, gutes Sauerkraut zu kaufen und den Saft selbst herzustellen (siehe Seite 48).

Kleiner Einkaufsratgeber

Für den Laien ist es schwierig, hochwertiges Sauerkraut von durchschnittlicher oder gar schlechter Ware zu unterscheiden. Dennoch gibt es einige Merkmale, die über die Qualität Aufschluss geben:
▶ Sauerkraut aus dem Fass ist immer frisch und nicht konserviert.
▶ Frisch abgepacktes Sauerkraut ist meist entsprechend gekennzeichnet. Auf keinen Fall darf »pasteurisiert« darauf stehen.
▶ Die Farbe des Sauerkrauts sollte gleichmäßig hell sein.
▶ Sauerkraut aus der Dose oder aus dem Beutel, das lange haltbar ist, wurde pasteurisiert.

▶ Wenn Sie besonders wertvolles Sauerkraut suchen, achten Sie auf Hinweise nach kontrolliertem biologischem Anbau.

▶ Das Kraut sollte einen aromatischen, angenehmen Geruch und Geschmack aufweisen.

▶ Die Konsistenz des Krauts sollte knackig und zart sein. Wenn Sie das Kraut zusammendrücken, soll Flüssigkeit austreten, es darf sich nicht quetschen lassen oder gar auseinander reißen.

▶ Gutes Sauerkraut sieht stumpf und transparent aus. Schimmerndes Kraut zeugt von minderer Qualität.

Das Salz im Kraut

Zum Vergären des Sauerkrauts wird Salz benötigt. Gutes Sauerkraut sollte einen maximalen Salzanteil von 1,5 Prozent besitzen. Zu viel Salz im Kraut bewirkt eine Verfälschung des eigentlichen Geschmacks und ein Absinken des Milchsäuregehalts. Zudem wird die entwässernde Wirkung des Sauerkrauts durch einen zu hohen Salzanteil beeinträchtigt. Der Salzgehalt ist in den meisten Fällen nicht ausgewiesen. Um sicherzugehen, müssten Sie sich direkt an den Hersteller wenden, wenn Ihnen das Geschäft keine Auskunft geben kann.

Achten Sie beim Kauf auf den Salzgehalt des Krauts. Viele positive Eigenschaften des Krauts werden durch Salz neutralisiert, z. B. seine entwässernde Wirkung. Denn Salz bindet Flüssigkeit, während das Kalium, Kalzium und Magnesium im Sauerkraut für den Abtransport von Flüssigkeit sorgen.

Erlaubte Zutaten für Sauerkraut sind neben Kohl Kochsalz, Gewürze, Kräuter und Aromen, Zucker und -austauschstoffe, Askorbinsäure, Wein, Sekt und Champagner sowie Obst wie z. B. Äpfel.

45

Sauerkraut aus eigener Herstellung

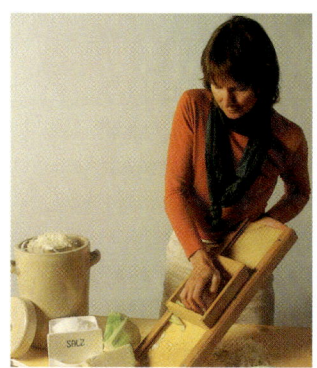

Immer ein Genuss – selbst gemachtes Sauerkraut.

Wer sich über die Qualität des Sauerkrauts keine Sorgen machen möchte, gerne experimentiert oder einfach nur Spaß daran findet, kann sein Sauerkraut selbst zu Hause herstellen. Bei Sauerkraut aus eigener Produktion können Sie ganz sicher sein, die volle Kraft der Natur, die in diesem Powerpaket steckt, genießen zu können.

Die Kohlsorte und das Gärgefäß

Für selbst gemachtes Sauerkraut empfiehlt sich besonders der Herbstkohl. Sie können Sauerkraut auch aus Sommerkohl herstellen, nur ist es dann nicht so lange haltbar. Gewinnt man das Kraut aus Dauerkohl, kann es zwar lange gelagert werden, es ist dafür jedoch nicht so zart und fein wie das aus Herbstkohl. Ob Sie für die eigene Produktion von Sauerkraut nun Rund- oder Spitzkohl wählen, ist eine rein geschmackliche Frage. Spitzkohl ist etwas verträglicher, was ihn für Menschen mit empfindlichem Magen empfehlenswert macht.
Als Gärgefäß wäre ein Holzfass ideal. Sauerkrautliebhaber schwören auf die besonderen geschmacklichen Nuancen des Sauerkrauts aus Holzfässern. Von der Handhabung her eignet sich für die Eigenproduktion von Sauerkraut jedoch am besten ein spezielles Gärgefäß, das im Handel erhältlich ist.

Das traditionelle Holzfass zur Sauerkrautherstellung ist für den normalen Haushalt meist zu groß und bringt hygienische Probleme mit sich: Die gründliche Reinigung ist aufwändig und muss häufig wiederholt werden. Einfacher ist der Umgang mit speziellen Gärgefäßen aus Keramik.

Zutaten für die Herstellung von Sauerkraut

- ▶ Geputzter, gehobelter Weißkohl
- ▶ 2 bis 3 Esslöffel Molke bzw. Apfelessig oder 1/8 Liter Weißwein pro Kilogramm Kohl
- ▶ 8 bis 12 Gramm Salz pro Kilogramm Weißkohl
- ▶ Verschiedenste Gewürze je nach Geschmack

So wird's gemacht

▶ Die Kohlköpfe werden von den grünen, harten Deckblättern befreit. Der Strunk wird herausgeschnitten, der Kohl geviertelt. Mit dem Krauthobel den Kohl in möglichst feine Streifen schneiden.

▶ Der Kohl wird mit Gewürzen und Salz verfeinert.

▶ Nun wird der Kohl in das Gärgefäß eingeschichtet. Jede Krautschicht muss sorgfältig eingestampft werden, bis der Saft aus dem Kraut austritt. Am besten eignet sich hierfür ein Kartoffelstampfer.

▶ Fügen Sie jeder Lage ein wenig Molke, Apfelessig oder Weißwein hinzu, um den Gärungsprozess zu beschleunigen.

▶ Füllen Sie den Gärtopf nicht ganz bis zum Rand. Um das Kraut zu pressen, legen Sie die Beschwerungssteine ein, die beim Gärtopf mitgeliefert werden, oder verwenden Sie Teller.

▶ Nach dem Beschweren sollte die Flüssigkeit (die Lake) einige Zentimeter über dem Krautniveau stehen. Ist dies nicht der Fall, können Sie den Topf mit abgekochtem Salzwasser (15 Gramm Salz auf 1 Liter Wasser) auffüllen. Der Deckel sollte etwa 5 bis 10 Zentimeter tief im Wasser liegen. Auf alle Fälle muss das Kraut durch die Flüssigkeit absolut luftdicht abgeschlossen sein.

▶ Decken Sie das Gefäß gut ab. Um die Zufuhr von Sauerstoff aus der Luft zu verhindern und den Abtransport der entstehenden Kohlensäure zu ermöglichen, wird die dafür vorgesehene Deckelrinne mit Wasser gefüllt.

▶ Nun sollte das Gärgefäß 2 bis 3 Tage lang bei Zimmertemperatur (20 bis 22 °C) gelagert werden, um den Gärprozess in Gang zu setzen. Danach wird es an einem kühleren Platz (15 °C) für weitere 3 bis 4 Wochen gelagert, bis das Sauerkraut die richtige Konsistenz hat.

▶ Dabei muss immer darauf geachtet werden, dass kein Sauerstoff zum Kraut gelangt. Achten Sie ständig auf das Wasser in der Deckelrinne, dies garantiert in erster Linie ein sauerstofffreies Milieu.

▶ Das Sauerkraut ist nun fertig und kann bei Temperaturen von 5 bis 10 °C über einige Monate gelagert werden. Beachten Sie bitte: Um die Haltbarkeit zu gewährleisten, muss das Kraut weiterhin unter Luftabschluss stehen.

Man kann den Weißkohl auch gemischt mit anderen fein geschnittenen Gemüsen vergären. Auf ungarischen Märkten findet man eine reiche Auswahl solcher köstlichen Rohkostsalate aus Sauerkraut mit Zwiebelringen, Paprika-, Gurken- oder Karottenstücken.

Verfeinern mit Kräutern und Gewürzen

Das handelsübliche Sauerkraut unterliegt meist einer Standardherstellung, die nur geringfügige Abweichungen im Geschmack zulässt. Wenn Sie Sauerkraut selbst herstellen, haben Sie zudem die Möglichkeit, mit verschiedensten Gewürzen, Kräutern und anderen Zutaten den Geschmack des Krauts individuell zu gestalten. Lassen Sie Ihrer Phantasie freien Lauf. Die gängigsten Zutaten bei der Herstellung von Sauerkraut sind:

▶ *Gewürze:* Kümmel, Wacholderbeeren, Curry, Ingwer, Knoblauch, Zwiebeln, Paprika, Pfeffer, Kapern

▶ *Kräuter:* Dill, Oregano, Estragon, Petersilie, Schnittlauch, Majoran, Thymian, Bohnenkraut

▶ *Sonstige Zutaten:* Wein, Sekt, Apfelessig, Weinessig, Sojasauce

Wer keinen Entsafter hat, füllt das rohe Kraut in ein sauberes Leinentuch, verknotet die vier Ecken miteinander und schiebt den Stiel eines Kochlöffels durch den Knoten. Durch Drehen des Kochlöffels lässt sich der Saft ohne großen Kraftaufwand durch das Tuch drücken.

Sauerkrautsaft frisch gepresst

Der im Handel angebotene Sauerkrautsaft wird durch verschiedene Methoden gewonnen. Dabei können oftmals die wertvollen Inhaltsstoffe wie Milchsäure oder Vitamine verloren gehen. Den hochwertigen Saft erhält man jedoch ausschließlich dann, wenn man ihn selbst presst – nach Möglichkeit aus rohem Sauerkraut aus eigener Produktion. Am einfachsten geschieht dies mit einem Haushaltsentsafter.

Entsaften leicht gemacht

So gelingt die Eigenproduktion von Sauerkrautsaft:

▶ Stellen Sie jeweils nur so viel Saft her, wie Sie gerade benötigen, denn je frischer der Saft, desto besser und gehaltvoller ist er.

▶ Wenn Sie die Lake vor dem Pressen abgießen, müssen Sie diese dem Saft nachher wieder zusetzen, denn auch in der Lake befinden sich wertvolle Inhaltsstoffe.

▶ Da der Saft sehr intensiv schmeckt, sollten Sie ihn für die innerliche Anwendung im Verhältnis 1 : 1 mit Wasser vermischen.

Das Getränk hat Vorteile

Ob Sauerkrautsaft oder Sauerkraut, ist aus gesundheitlicher Sicht nicht von großer Bedeutung, da im Sauerkrautsaft der Anteil an wirksamen Inhaltsstoffen gleich hoch wie im Sauerkraut ist. Sauerkrautsaft hat jedoch einige Vorteile gegenüber dem Kraut:

▶ Sauerkrautsaft wirkt nicht so stark blähend wie Sauerkraut und wird dadurch von empfindlichen Menschen besser vertragen.

▶ Sauerkrautsaft lässt sich mit anderen Naturheilmitteln gut mischen. Honig und Apfelessig (am besten naturrein) sind z. B. zwei hochwertige, gesunde Zutaten und ergänzen den Sauerkrautsaft optimal.

▶ Da bei Entgiftungs- oder Entschlackungskuren auf die Einnahme fester Nahrung verzichtet wird, ist hier Sauerkrautsaft absolut unentbehrlich, wenn man die Inhaltsstoffe von Kraut zu sich nehmen will: Sie unterstützen die Kur wirkungsvoll.

▶ Bestimmte medizinische Anwendungen nur mit Sauerkraut durchzuführen, ist nicht immer praktikabel. Wer will schließlich schon täglich große Mengen rohes Kraut zu sich nehmen? In Sauerkrautsaft steckt dagegen die konzentrierte Kraft des Krauts. Und regelmäßig ein Gläschen Saft zu trinken, ist kein Problem.

Besonders bei Kindern, aber auch bei vielen älteren Menschen ist der intensive Geschmack von Sauerkrautsaft oft nicht besonders beliebt. Um die Säure zu mildern, kann man ihn gut zur Hälfte mit naturreinem Apfelsaft mischen.

Frischer Sauerkrautsaft wird mit hochwertigem Bienenhonig und naturtrübem Apfelessig zu einem besonders gesunden und wohlschmeckenden Fitnessdrink.

49

Sauerkraut als Heilmittel

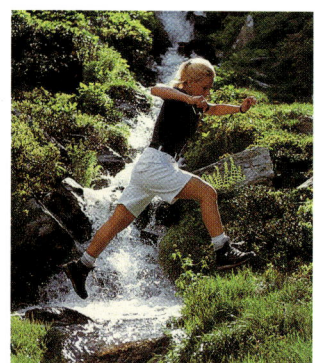

Sauerkraut macht fit und vital.

Wenn Sie sich mit Sauerkraut als Heilmittel auseinander setzen, sollte Ihnen bewusst sein, dass Sauerkraut und auch Sauerkrautsaft keine Wunder vollbringen können. Es sind lediglich natürliche Nahrungsmittel, die aufgrund ihrer Inhaltsstoffe eine positive Wirkung auf den menschlichen Organismus entfalten. Regelmäßig und richtig angewendet, können sie jedoch bei einer Vielzahl von leichten und ernsthaften Beschwerden – vom einfachen Bauchweh über einen erhöhten Cholesterinspiegel bis zu Gicht – unterstützend oder vorbeugend eingreifen und den Heilungsverlauf günstig beeinflussen.

Die beste Wahl – vorbeugen

»Vorbeugen statt Heilen« – so lautet das Motto der modernen Medizin. Spätestens seitdem viele Bestandteile der Nahrung von der Forschung völlig neu definiert werden konnten, hat die Prophylaxe einen ganz anderen Stellenwert erhalten. Denn viele Krankheiten entstünden erst gar nicht, würde man sich vernünftig ernähren. Nur: Gesundes Essen hat immer noch einen unattraktiven Beigeschmack. Das muss nicht sein. Die Vollwertküche bietet viele lukullische Genüsse – probieren Sie es aus, z. B. mit den kulinarischen Köstlichkeiten mit Sauerkraut aus dem Rezepteteil ab Seite 86.

Seine Ernährungsgewohnheiten in andere Bahnen zu lenken, hat einen großen gesundheitlichen Aspekt und fördert außerdem das allgemeine Wohlbefinden, weckt die Lebensgeister, steigert Leistungsfähigkeit und Vitalität.

Ernährungsgewohnheiten ändern

Wenn Sie neue Wege bei der Zusammenstellung des Speisezettels einschlagen wollen, leisten Sie zuvor innerhalb der Familie Aufklärungsarbeit, und stellen Sie die Mahlzeiten langsam um, so dass alle die Chance haben, sich daran zu gewöhnen. Ziehen Sie Ihr neues

Ernährungskonzept nicht mit missionarischem Eifer durch, denn mit alten Gewohnheiten bricht man nicht schnell. Tauschen Sie die üblichen Lebensmittel nach und nach gegen vollwertige aus. Dann kann sich jeder an den neuen Geschmack herantasten und ist zudem vor allzu heftigen Reaktionen des Körpers sicher.

Das Abc der Vollwertkost

Die optimale Voraussetzung einer ausgeglichenen Ernährung erfüllt die Vollwertkost. Sie beinhaltet all jene Nährstoffe, die der Körper benötigt, ist natürlich und belastet den Organismus nicht. Nachstehend einige grundlegende Regeln, die zur richtigen Vollwertkost und damit zur optimalen Versorgung unseres Organismus führen:

▶ Vollwertkost aktiviert die Verdauung und kann anfangs zu Nebenwirkungen wie Blähungen und Völlegefühl führen. Stellen Sie die Ernährungsgewohnheiten deshalb langsam um.

Oft scheitern die besten Vorsätze an anderen Familienmitgliedern, die völlig überrascht mit einer neuen Küche konfrontiert sind und den Gedanken einer gesünderen Ernährung einfach nicht mittragen wollen, wenn sie auf ihr heiß geliebtes Wiener Schnitzel verzichten müssen.

Das Wirkungsspektrum von Sauerkraut

▶ Sauerkraut regt auf milde Art den Stoffwechsel an.

▶ Mit seinen Mineralstoffen, Spurenelementen und Vitaminen unterstützt Sauerkraut den Organismus bei seiner Arbeit.

▶ Sauerkraut nimmt Einfluss auf den Blutzuckerspiegel.

▶ Ein erhöhter Cholesterinspiegel kann auf längere Sicht mit Sauerkraut gesenkt werden.

▶ Sauerkraut hilft bei verschiedenen Herz-Kreislauf-Beschwerden.

▶ Einer Thrombenbildung kann mit Sauerkraut bei regelmäßigem Verzehr vorgebeugt werden.

▶ Sauerkraut beugt Arterienverkalkung vor.

▶ Beschwerden im Magen-Darm-Bereich können mit Sauerkraut gemildert werden.

▶ Sauerkraut beseitigt Verdauungsstörungen.

▶ Bei der Entschlackung des Körpers ist Sauerkraut ein unersetzlicher Helfer.

▶ Sauerkraut ist ein Garant für ein gut funktionierendes Immunsystem.

▶ Die Wundheilung wird mit Sauerkraut gefördert.

▶ Sauerkraut wird in der Krebsprophylaxe empfohlen.

▶ Vollwertkost sollte sich zu 70 Prozent aus pflanzlicher Nahrung, u. a. Sauerkraut, zusammensetzen. Der Rest sollte durch ausgewählte tierische Nahrungsmittel abgedeckt werden. Vor zu viel Fett und Eiweiß sei gewarnt. Auch Übermengen tierischer Produkte belasten den Organismus wesentlich stärker als pflanzliche.

▶ Je naturbelassener die Nahrung ist, desto inhaltsreicher ist sie. Bringen Sie deshalb sooft wie möglich frische oder ordnungsgemäß gekühlte Ware aus der Tiefkühltruhe auf den Tisch. Die Hälfte der täglichen pflanzlichen Kost sollte roh gegessen werden. Dies ist besonders bei Sauerkraut sehr wichtig – wegen der empfindlichen Milchsäurebakterien und Vitamine.

▶ Um der Gefahr einer einseitigen Ernährung vorzubeugen, sollten Sie Abwechslung in Ihren Speiseplan bringen.

▶ Denaturierte Nahrungsmittel, wie beispielsweise weißes Mehl, weißer Zucker, weißer Reis, sollten äußerst sparsam verwendet werden. Sie haben viele Kalorien und kaum wertvolle Inhaltsstoffe.

▶ Um möglichst viele Wirkstoffe zu erhalten, ist ein schonender Umgang mit Gemüse notwendig. Es sollte noch nicht zerkleinert gewaschen werden. Vermeiden Sie zu hohe Temperaturen und zu lange Garzeiten. Halten Sie fertige Speisen nicht warm, sondern erhitzen Sie sie bei Bedarf. Kühlkost sollte erst kurz vor dem Verzehr erhitzt werden (den Kochtopf stets zugedeckt lassen!).

Lästig – Gase im Darm

Sauerkraut darf mit seinen einzigartigen Inhaltsstoffen in der Vollwertküche nicht fehlen. Es hat aber auch unangenehme Nebenwirkungen – es enwickelt wie Hülsenfrüchte und Kohlgemüse generell besonders viel Gase im Darm. Was eigentlich völlig normal und bedenkenlos ist, kann ein wenig unangenehm werden. Gesellschaftliche Normen verlangen es, in der Öffentlichkeit den Gasen nicht freien Lauf zu lassen, und so stellt sich schon mal ein Drücken und Schneiden in der Magengegend ein, das zu Übelkeit führen kann. Speziell Menschen mit empfindlichem Magen reagieren oft mit Unwohlsein auf die heftige Gasentwicklung.

Es ist Unsinn, sich mit Lebensmitteln herumzuquälen, die nicht vertragen werden oder einem überhaupt nicht schmecken, auch wenn sie als unverzichtbare Standardprodukte der Vollwertküche gepriesen werden. Das verleidet die ganze Sache, und zudem ist die Vollwertküche so reichhaltig, dass der Bedarf an notwendigen Nährstoffen durch andere Lebensmittel gedeckt werden kann.

Gewürze mildern die blähende Wirkung

Heftige Gasentwicklung tritt meist bei einer radikalen Umstellung der Ernährung auf Vollwertkost auf. In diesem Fall sollte man langsam und Schritt für Schritt vorgehen, um den Verdauungsapparat an die neuen faserreichen Materialien zu gewöhnen. Speziell für das Sauerkraut gibt es Möglichkeiten, die unliebsamen Gase im Inneren etwas zu entschärfen. Mischen Sie beim Kochen Fenchel, Kümmel oder Bohnenkraut unter das Sauerkraut. Diese Gewürze nehmen dem Kraut nicht nur etwas an blähender Wirkung, sondern sorgen auch für eine Verfeinerung des Geschmacks.

Nachdem das Kraut für medizinische Zwecke am besten roh oder in Form des Safts eingenommen werden sollte, um so wenig wie möglich an wertvollen Inhaltsstoffen zu verlieren, können die Gewürze auch unter das rohe Kraut gemischt werden. Vor der Anwendung sollten die Kräuter etwas Zeit haben, ihre Wirkstoffe im Kraut zu entfalten. Da man für gesundheitliche Zwecke Sauerkraut sehr regelmäßig zu sich nehmen sollte, ist Sauerkrautsaft dem rohen Sauerkraut vorzuziehen, da er nicht so stark bläht.

Saures für Herz und Kreislauf

Neben den zunehmend unnatürlichen Lebensbedingungen tragen auch die neuzeitlichen Ernährungsgewohnheiten zu einem enormen Ansteigen von Herz-Kreislauf-Erkrankungen bei. Obwohl die Zusammenhänge bis heute nicht eindeutig geklärt sind, weist sehr vieles darauf hin, dass eine hektische Lebensweise und fettreiche, inhaltsleere, denaturierte Ernährung zu den Hauptfaktoren für das Entstehen dieser Krankheitsbilder zählen. Man ist sich sicher, dass diese beiden Faktoren u. a. für die Entstehung der Arteriosklerose, der so genannten Adernverkalkung, und deren Folgeerkrankungen verantwortlich sind. Als weitere Risikofaktoren werden übermäßiger Konsum von Kaffee, Tee, Alkohol, Nikotin, außerdem Stoffwechselstörungen wie Diabetes mellitus sowie Bewegungsarmut genannt. Die Arterio-

Wer Sauerkraut und auch den Saft partout nicht verträgt oder nicht mag, kann es mit geschmacksneutralem Sauerkrautsaft in Kapselform versuchen. Die Kapseln sind in Apotheken und Reformhäusern erhältlich.

53

sklerose ist eine schleichende Krankheit, deren anfängliche Symptome leicht unterschätzt oder fehlinterpretiert werden. Schlaflosigkeit, Herzklopfen, Schwindel, Kopfschmerzen und Konzentrationsschwäche können Anzeichen für die Erkrankung sein und sollten unbedingt durch eine genaue ärztliche Untersuchung abgeklärt werden.

Cholesterin ist nicht gleich Cholesterin

Cholesterin, eine fettähnliche Substanz, wird in der Leber gebildet und kommt in natürlichen Konzentrationen im Blut vor. Es ist an der Bildung von Gallensäure und verschiedenen Hormonen beteiligt. Cholesterin ist also eigentlich eine Substanz, die vom Körper benötigt wird. Nun wird aber, speziell über fettreiche Nahrungsmittel, ein Übermaß an Cholesterin aufgenommen, das vom Körper nicht zur Gänze abgebaut werden kann. Das schädliche LDL-Cholesterin und verwandte Stoffe haben die Eigenschaft, sich an den Wänden der Arterien als fett- und kalkartige Ablagerungen festzusetzen, die Arterien zu verengen und dadurch den Blutdurchfluss zu hemmen. Zudem verlieren die Arterien durch die Ablagerungen an Elastizität und werden spröde. Im fortgeschrittenen Stadium kann dies zu Durchblutungsstörungen und erhöhtem Blutdruck führen.

Seitdem der Zusammenhang zwischen Ernährung und Cholesterinspiegel und den damit verbundenen Folgeerkrankungen, wie der Arteriosklerose, offensichtlich ist, hat sich die Wissenschaft mit diesem Thema genauer befasst. Auch das Sauerkraut ist dadurch mehr in den Blickpunkt des Interesses gerückt.

Die Zeitbombe in den Blutgefäßen

Verengungen der Herzkranzgefäße können tödliche Erkrankungen nach sich ziehen. Ein Blutgerinnsel, das mit dem Blutstrom fortgespült wird, kann sich an der verengten Stelle des Blutgefäßes festsetzen und dieses im schlimmsten Fall verschließen. Passiert dies in einem arteriosklerotisch veränderten Herzgefäßast, ist die Blutversorgung eines Teils des Herzes unterbrochen. Der Herzmuskelbezirk stirbt ab, es kommt zum Herzinfarkt. Wird ein großer Herzmuskelast verstopft, so dass ein ausgedehnter Bereich des Herzmuskels abstirbt, hat dies als so genannter Herzschlag den Tod zur Folge. Die gleichen Abläufe können auch im Gehirn einen Schlaganfall oder an jeder beliebigen Arterie eine Thrombose auslösen.

Hilfe durch richtige Ernährung

Eine vernünftige Lebensweise trägt sehr viel zur Vermeidung von Herz-Kreislauf-Erkrankungen bei. Dazu gehört eine konsequente Umstellung der Ernährung auf fettarme Kost mit vermehrtem Verzehr von Gemüse, Salaten, Obst und Vollwertigem. Neben Knoblauch, der für seine cholesterinsenkenden Eigenschaften bekannt ist, zählen der Rettich, die Karotte, der Hafer und natürlich das Sauerkraut zu den Nahrungsmitteln, die positiv auf einen erhöhten Cholesterinwert im Blut einwirken.

Sauerkraut wirkt doppelt

Das Sauerkraut spielt im Kampf gegen Cholesterin eine besondere Rolle. Es senkt das Cholesterin auf mehreren Wegen. Zum einen sind es seine speziellen Inhaltsstoffe, die ihre Wirksamkeit entfalten. Zum anderen beinhaltet es wenig Fette und Kohlenhydrate, hat jedoch einen hohen Sättigungswert. Es ist also ein ideales Diätnahrungsmittel, um gezielt gegen Übergewicht vorzugehen und damit Folgeerkrankungen wie Arteriosklerose, Herz-Kreislauf-Erkrankungen und vielen anderen Beschwerden entgegenzuwirken.

Das Krebsrisiko mindern

Krebserkrankungen zählen wohl zu den heimtückischsten Leiden der Menschheit, gegen die bis heute keine entscheidende Therapie entwickelt werden konnte. Ebenso ratlos steht man nach wie vor der Frage nach den Ursachen gegenüber, obwohl man eine Reihe von möglichen Auslösern lokalisieren konnte, die aber allesamt nur kleine Teile des gesamten Puzzles darstellen. Aus der ganzheitlichen Sicht der Alternativmedizin tragen verschiedenste Faktoren zur Entstehung von Krebstumoren bei. Einer dieser Faktoren ist die tägliche Nahrung. Auch sie entscheidet über die Gesamtkonstitution des Organismus, beeinflusst Stoffwechsel und Immunsystem.

Obwohl der Trend hin zu mehr Ernährungsbewusstsein geht, gibt es immer noch zu viele »Sünder«. Der Großteil der westlichen Zivilisation hat sich sehr auf Fastfood und Fertiggerichte eingeschossen, nimmt vorwiegend denaturierte, kalorienreiche Nahrungsmittel, die wenig an lebensnotwendigen Vitalstoffen enthalten, zu sich.

Der Risikofaktor Ernährung

In Volksgruppen, die sich vorwiegend mit pflanzlichen Nahrungsmitteln und wenig Fleisch ernähren, treten Krebserkrankungen Untersuchungen zufolge viel seltener auf als in solchen, deren Ernährung vorwiegend Fleisch beinhaltet. Studien weisen auch darauf hin, dass Ernährung, die einen Mangel an bestimmten Vitaminen aufweist, ebenfalls die Tumorbildung fördert. Man geht heute davon aus, dass bei 30 bis 50 Prozent aller Krebsarten (vor allem Dickdarm-, Brust-, Bauchspeichel- und Prostatakrebs) eine falsche Ernährung beteiligt ist. Eine gesunde, ausgeglichene Ernährung ist zum wichtigen Bestandteil der Krebsvorsorge, aber auch der ganzheitlichen Krebsbehandlung geworden. Krebserkrankungen nur mit gesunder Ernährung heilen zu wollen, ist natürlich unsinnig, der Heilungsprozess lässt sich jedoch fördern. Alle ernährungstherapeutischen Maßnahmen zielen nicht auf den Tumor selbst ab, sondern sollen dem Organismus dabei helfen, mit der Krankheit leichter fertig zu werden.

Überall auf der Welt wurden großangelegte Studien zu den Ernährungsgewohnheiten der verschiedenen Völker durchgeführt. Die dabei erzielten Resultate machten eindeutig klar, dass ein Zusammenhang zwischen Krebserkrankungen und Ernährung besteht.

Sauerkraut aktiviert die Abwehr

Kohlgemüse und im Speziellen Sauerkraut zählen zu den Nahrungsmitteln, die eine besonders hohe Schutzwirkung gegen Krebserkrankungen aufbauen können. Sauerkraut aktiviert und kräftigt das Immunsystem, dessen Aufgabe auch die Zerstörung von Krebszellen ist, unterstützt die Aktivität des Stoffwechsels und damit auch die Entgiftung des Körpers. Sauerkraut und Sauerkrautsaft beinhalten einige jener natürlichen Substanzen, denen präventive und therapeutische Eigenschaften bei Krebserkrankungen nachgesagt werden:

▶ Ballaststoffe
▶ Vitamin C
▶ Folsäure
▶ Kalzium
▶ Sekundäre Pflanzenstoffe aus der Gruppe der Flavonoide und Glukosinolate
▶ Milchsäure und Milchsäurebakterien

Was schadet – was schützt

Inhaltsstoffe, die Krebserkrankungen auslösen können

▶ Hoher Fettanteil in der Nahrung mit vielen gesättigten Fettsäuren

▶ Zu viel tierisches Eiweiß

▶ Zu wenig Ballaststoffe

▶ Mangel an Vitaminen und Spurenelementen

▶ Krebs erregende Stoffe in Nahrungsmitteln

▶ Alkohol in Mengen von mehr als 20 Gramm täglich

Nahrungsmittel, die Krebserkrankungen auslösen können

▶ Geräuchertes, gepökeltes und gegrilltes Fleisch

▶ Große Mengen roter Fleischsorten

▶ Käsesorten mit sehr hohem Fettanteil

▶ Raffinierte Öle und Fette

▶ Stark salzhaltige oder zuckerhaltige Speisen

▶ Denaturierte Lebensmittel (z. B. weißes Mehl, weißer Zucker)

▶ Genussmittel wie Schwarztee, Kaffee und Alkohol

▶ Angeschimmelte Lebensmittel wie z. B. Brot, Eingemachtes, Früchte und Nüsse

▶ Überlagerte Fleisch-, Fisch- oder Gemüsekonserven

Inhaltsstoffe, die Krebserkrankungen hemmen können

▶ Viele Ballaststoffe

▶ Viel Stärke

▶ Die Vitamine A, C und E

▶ Beta-Karotin

▶ Folsäure

▶ Die Spurenelemente Selen und Zink

▶ Der Mineralstoff Kalzium

▶ Verschiedene sekundäre Pflanzenstoffe wie z. B. Phytosterine und Saponine

▶ Milchsäure und Milchsäurebakterien

▶ Omega-3-Fettsäuren

Nahrungsmittel, die Krebserkrankungen hemmen können

▶ Vollkornprodukte (z. B. Brot)

▶ Salate

▶ Rohes Obst und Gemüse, vor allem auch Knoblauch, Zwiebeln und Sauerkraut

▶ Keimlinge, Grünsprossen

▶ Frisch gepresste Fruchtsäfte

▶ Getreide wie Naturreis, Mais und Weizen

▶ Saure Milchprodukte

▶ Kaltwasserfische

▶ Nüsse und Samen

Es gibt einige Ernährungsgrundregeln, die das Krebsrisiko mindern und die Behandlung von Tumoren unterstützen können. Eine Ernährung, die diese Punkte berücksichtigt, dient der Gesundheit und hat einen positiven Einfluss auf die Vorsorge und Therapie von Krebserkrankungen.

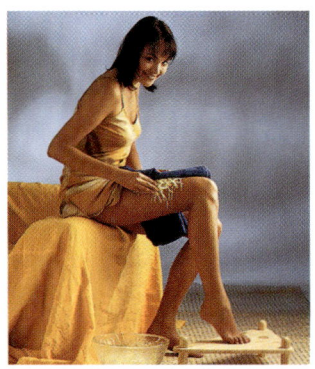

Sauerkraut kann innerlich und äußerlich zum Einsatz kommen.

Anwendungen von A bis Z

Abszesse und Furunkel

Abszesse sind Infektionsherde, die durch Eitererreger (Staphylokokken) hervorgerufen werden. Die eitrig entzündeten Hautstellen, die meist Schmerzen verursachen, sind gerötet und verdickt. Der Eiter sammelt sich im Entzündungsherd unter der Haut, bis der Abszess aufbricht und ausheilt. Meist hinterlassen Abszesse Narben. Bei Furunkeln handelt es sich um die gleiche Erkrankung mit dem Unterschied, dass sich der Eiterherd um einen Haarbalg ausbildet.

Behandlung mit Sauerkraut und -saft
Sauerkraut hat entzündungshemmende Eigenschaften und begünstigt die Heilung, da es den Körper entgiftet und verschiedenste Stoffwechselvorgänge anregt.
▶ Nehmen Sie 3-mal täglich 1/8 Liter Sauerkrautsaft (1 : 1 mit Wasser gemischt) zu sich, um den Organismus zu unterstützen.
▶ Legen Sie eine Kompresse, die mit Sauerkrautsaft getränkt ist, auf die Hautstelle auf. Sie können auch frisches rohes Sauerkraut auflegen und es mit einem Tuch oder einer Mullbinde fixieren.

Was zusätzlich hilft
Um den Körper nicht zusätzlich zu belasten, sollten Sie fette, stark gewürzte und salzige Speisen, Alkohol, Tabak und Kaffee meiden. Um den Heilungsprozess voranzutreiben, können Sie Hefe zu sich nehmen (am besten als Hefetabletten aus der Apotheke). Sportliche Betätigung, Saunabesuche, Wechselbäder usw. regen den Stoffwechsel an und sorgen für eine intensivere Entgiftung des Körpers. Zur Stärkung und Unterstützung des Immunsystems empfiehlt sich die Anwendung von Echinaceapräparaten (Roter Sonnenhut).

Hüten Sie sich vor Sekundärinfektionen! Lassen Sie die Finger von Abszessen, und trocknen Sie sich ausschließlich mit Zellstofftüchern ab. Verwenden Sie keine Seife, waschen Sie sich mit Wasser oder speziellen medizinischen, schwefelhaltigen Seifen.

Akne

Akne ist eine Erkrankung der Hauttalgdrüsen, die meist in der Pubertät infolge hormoneller Schwankungen entsteht. Auch Erkrankungen oder Störungen des Stoffwechsels können die Hauterscheinungen auslösen, die zudem durch eine falsche Ernährung und seelische Missstimmung begünstigt werden. Akne äußert sich durch rötliche, eitrige Pusteln, die sich zumeist im Gesicht, an Rücken und Brust ausbilden. Klingt die Akne nach der Pubertät nicht ab, ist ein chronischer Verlauf mit Narbenbildung oft nicht aufzuhalten.

Behandlung mit Sauerkraut und -saft

Sauerkraut aktiviert den Stoffwechsel und unterstützt die Entschlackung des Körpers, kann damit also zu einem harmloseren Verlauf der Erkrankung beitragen. Zudem wirkt Sauerkrautsaft leicht antiseptisch und kann auch von außen bei der Behandlung helfen.

▶ Nehmen Sie morgens nüchtern und vor den Hauptmahlzeiten je 1/8 Liter Sauerkrautsaft (1 : 1 mit Wasser gemischt) zu sich.

▶ Sauerkrautgerichte sollten regelmäßig auf Ihrem Speiseplan stehen.

▶ Verrühren Sie Sauerkrautsaft und Wasser im Verhältnis 1 : 1. Nehmen Sie täglich Waschungen mit dieser Mischung vor.

▶ Wenden Sie regelmäßig Auflagen mit Sauerkraut und Meerrettich (im Verhältnis 1 : 1 gemischt) an. Vorsicht, nicht in die Augen bringen!

▶ Altbewährt sind auch Auflagen mit Kohlblättern. Die ganzen Kohlblätter werden kräftig durchgewalkt und auf die betroffenen Hautstellen aufgelegt.

Was zusätzlich hilft

Eine gezielte Behandlung der Akne verlangt eine Umstellung der Ernährung, die den Stoffwechsel und die Entgiftung des Körpers begünstigt. Nehmen Sie vor allem vollwertige Nahrungsmittel zu sich, und vermeiden Sie weitgehend fette, stark gewürzte, gesalzene Speisen, tierische Fette, Süßigkeiten, Schokolade, Nikotin und Alkohol. Sportliche Aktivitäten an frischer Luft und regelmäßige Saunabesuche aktivieren den Stoffwechsel zusätzlich.

In Maßen genossen, wirken sich Sonnenbäder oder Solariumbesuche positiv auf den Hautstoffwechsel aus. Um Infektionen bei Akne vorzubeugen, sollten Sie sich mit Zellstofftüchern abtrocknen und keinesfalls mit den Fingern an den Pusteln herumdrücken. Das Gesicht sollte nie mit normaler Seife gewaschen werden. Verwenden Sie einfach nur Wasser oder medizinische, schwefelhaltige Seife.

Besonders rohes, aber auch gekochtes Sauerkraut und der Saft sind effektiver Gefäßschutz und helfen, den Körper zu entgiften.

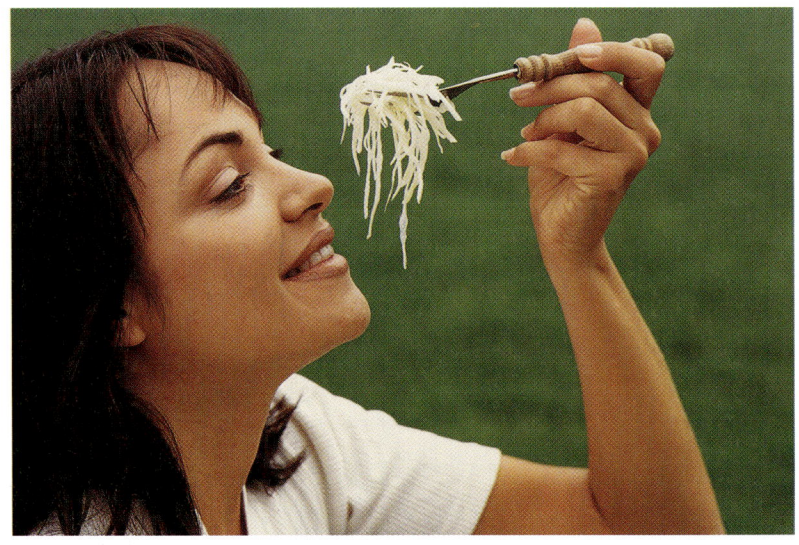

Arteriosklerose

Zu viel vom falschen Fett – das ist einer der Hauptfaktoren für die Entstehung von Arteriosklerose. Nach einer amerikanischen Studie soll sich z. B. das Herzinfarktrisiko verdoppeln, wenn der Anteil an gehärteten Fetten in der Ernährung um nur zwei Prozent erhöht wird.

Arteriosklerose (Arterienverkalkung) ist eine typische Zivilisationserkrankung, die in erster Linie auf unnatürliche Lebensgewohnheiten zurückzuführen ist und mit tödlichen Folgen wie Schlaganfall oder Herzinfarkt enden kann. Ein erhöhter Cholesterinspiegel ist hauptverantwortlich für die Entstehung von Arterienverkalkung.

Behandlung mit Sauerkraut und -saft

Untersuchungen haben bestätigt, dass der regelmäßige Verzehr von Sauerkraut und Sauerkrautsaft die Cholesterinwerte im Blut senkt, den Stoffwechsel anregt und den Körper in seiner Entgiftungsarbeit unterstützt. So wird der Arterienverkalkung vorgebeugt.

▶ Nehmen Sie täglich morgens und nach den Hauptmahlzeiten je 1/8 Liter Sauerkrautsaft (1 : 1 mit Wasser gemischt) zu sich. Eine sehr gute Wirkung hat Sauerkrautsaft auch, wenn er mit 1 Esslöffel Apfelessig versetzt ist.

▶ Die Einnahme von 2 bis 3 Gabeln rohem Sauerkraut morgens und nach den Hauptmahlzeiten erzielt die gleiche Wirkung.

▶ Obwohl gekochtes Sauerkraut nicht mehr über die Fülle an Inhaltsstoffen wie das Rohprodukt verfügt, sollte es regelmäßig Teil einer vollwertigen Ernährung sein.

Was zusätzlich hilft

Die beste Prophylaxe gegen die Arterienverkalkung ist gesunde Ernährung, eine ausgeglichene Lebensweise und reichlich Bewegung. Stellen Sie eine vollwertige Ernährung vor den übermäßigen oder ausschließlichen Konsum von tierischen Produkten und denaturierten Lebensmitteln (weißes Mehl, Kristallzucker, polierter Reis usw.). Das Rauchen ist in hohem Maß für die Entstehung von Arteriosklerose mitverantwortlich. Bewegung jeglicher Art (am besten leichtes Ausdauertraining) sorgt für einen aktiveren Stoffwechsel, einen kräftigeren Kreislauf, für den Abbau von Stress und für mehr Wohlbefinden. Übergewichtige oder ältere Menschen sollten ihre sportlichen Aktivitäten langsam und schrittweise, unter Beobachtung eines Arztes oder geschulten Trainers, angehen.

Bluthochdruck

Als Blutdruck bezeichnet man den durch den Blutstrom erzeugten Druck in den Schlagadern. Werte, die zwischen 140/90 mmHg und 160/95 mmHg liegen, werden als leichter, kontrollbedürftiger Bluthochdruck bezeichnet, Werte über 160/95 mmHg als manifester Bluthochdruck.

Als Hauptverursacher von erhöhtem Blutdruck gelten Stress, übermäßige und falsche Ernährung, Aufregungen, chronische Infektionen, hormonelle Störungen, Nikotinmissbrauch oder permanente seelische Überforderung. Meist setzt die Erkrankung so schleichend ein, dass anfangs kaum Beschwerden wahrgenommen werden. Später kommt es zu ständigen Kopfschmerzen, verringerter Leistungsfähigkeit, Kurzatmigkeit, Schwindelanfällen oder Schlafstörungen. Eine besonders gefährliche Form des Bluthochdrucks wird durch Arteriosklerose ausgelöst, die im schlimmsten Fall Thrombose, Herzinfarkt oder Schlaganfall verursachen kann.

Regelmäßige körperliche Bewegung kann für manche Ernährungssünde einen gewissen Ausgleich schaffen. Wer aber bereits an einer Herz-Kreislauf-Erkrankung leidet, ist oft ratlos, was er sich zumuten kann. Viele örtliche Sportvereine bieten spezielle Kurse mit ausgebildeten Trainern für solche Patienten an.

Behandlung mit Sauerkraut und -saft

Sauerkraut hat einen hemmenden Einfluss auf die Entwicklung der Arteriosklerose und damit auch auf Bluthochdruck.

▶ Nehmen Sie täglich morgens auf nüchternen Magen und mittags (vor dem Mittagessen) je 1/8 Liter des Safts (im Verhältnis 1:1 mit Wasser gemischt) zu sich.

▶ Zusätzlich sollten Sie regelmäßig Sauerkrauttage in Ihre Vollwerternährung einführen.

Was zusätzlich hilft

Salz und tierische Fette sollten aus dem Speiseplan gestrichen werden, ebenso die Genussmittel Nikotin und Kaffee. Übergewicht muss mit allen Mitteln reduziert werden. Ihre Kost sollte viel vollwertige Nahrungsmittel, Gemüse, Salate und Obst enthalten. Auch regelmäßige körperliche Betätigung und Saunabesuche (nur in Absprache mit dem Arzt) sorgen für einen günstigeren Krankheitsverlauf. Sie beeinflussen nicht nur die körperlichen Symptome, sondern helfen auch, Stress zu bewältigen. Entspannungsmethoden wie autogenes Training oder Yoga helfen auf mentaler Ebene und sorgen für einen ruhigeren und ausgeglicheneren Alltag.

Achtung, Herz-Kreislauf-Patienten: Falls Sie blutgerinnungshemmende Medikamente (z. B. Marcumar) einnehmen, fragen Sie bitte den behandelnden Arzt, ob Sie Sauerkraut essen dürfen. Das darin enthaltene Vitamin K kann die Arzneimittelwirkung aufheben.

Diabetes mellitus

Der Typ-II-Diabetes entsteht infolge einer altersbedingten Schwäche der insulinproduzierenden Zellen der Bauchspeicheldrüse oder weil verschiedene Organe vermindert auf Insulin reagieren. Diabetes mellitus kann unbehandelt erhebliche Folgeschäden wie Nierenerkrankungen, Gefäßschädigungen, Sehschwäche, offene Beine, Nervenschäden, Impotenz usw. verursachen. Bei Zuckerwerten, die längere Zeit weit über dem Normalbereich liegen (über 160 mg/100 ml), muss mit gesundheitlichen Folgen gerechnet werden. Zudem begünstigen übermäßige und falsche Ernährung sowie Bewegungsarmut und Stress die Krankheit. Das Trügerische an der Krankheit ist, dass sie sehr lange Zeit kaum Beschwerden verursacht und deshalb oft von den Betroffenen nicht im vollen Ausmaß wahrgenommen wird.

Behandlung mit Sauerkraut und -saft

Sauerkraut wirkt bei längeren Anwendungen blutzuckersenkend. Zudem ist Sauerkraut ein ideales Mittel, um Gewicht zu reduzieren, was bei den meisten Typ-II-Diabetikern unbedingt notwendig ist.

▶ Nehmen Sie täglich morgens auf nüchternen Magen 1/8 Liter Sauerkrautsaft (1 : 1 mit Wasser gemischt) zu sich. Außerdem sollten Sie jeweils 1 Glas Sauerkrautsaft vor den Mahlzeiten trinken. Wenn Sie dem Drink 1 Esslöffel naturreinen Apfelessig zufügen, lässt sich die Wirkung noch erhöhen.

▶ Rohes Sauerkraut erfüllt den gleichen Zweck; es wirkt allerdings blähender als der Saft.

▶ Auf den Mittagstisch sollte regelmäßig Sauerkraut in möglichst vielen Varianten kommen.

Was zusätzlich hilft

Neben allen anderen medizinischen Maßnahmen ist eine entsprechende Diät das wichtigste Instrument bei der Behandlung der Zuckerkrankheit. Dabei sind alle Nahrungsmittel zu meiden, die so genannte konzentrierte Kohlenhydrate beinhalten. Dazu zählen Zucker, zuckerhaltige Lebensmittel, Süßigkeiten, Kuchen, zuckerhaltige Getränke, Produkte aus weißem Mehl, Teigwaren, Eis, Liköre, Bier usw. Körperliche Aktivität ist in jedem Fall ein brauchbares Mittel, um den Blutzucker abzubauen. Vermeiden Sie nach Möglichkeit stressige, belastende Situationen, denn auch diese psychische Komponente begünstigt die Erkrankung.

Sauerkraut sowie andere Kohlgemüse, Karotten, Tomaten, Blattsalate und Spargel dürfen bei Diabetes mellitus in Mengen bis zu 200 Gramm pro Tag verzehrt werden, ohne dass der Kohlenhydratgehalt auf die täglich erlaubten Broteinheiten angerechnet werden muss.

Entschlacken und Entgiften

Lange bevor der menschliche Körper mit Krankheiten reagiert, zeigen die unnatürlichen Lebensbedingungen der zivilisierten Welt an anderer Stelle ihre Wirkung. Unser Organismus ist mit einem hochkomplizierten Selbstreinigungsmechanismus ausgestattet, der ihn von zugeführten Schlacken und Giftstoffen befreit und damit zu seiner Gesunderhaltung beiträgt. Kommt dieses System aus dem Gleichgewicht, lagern sich diese Stoffe vermehrt im Körper ein und beginnen ihn langsam, aber stetig zu schädigen. Zu einer generellen Änderung der Lebensgewohnheiten können auch regelmäßige Entschlackungs- und Entgiftungskuren zu mehr Wohlbefinden und Gesundheit beitragen. Sie aktivieren den Stoffwechsel und beschleunigen die Ausscheidung von schädlichen Stoffen. Die Entschlackungskur sollte einmal im Jahr, am besten im Frühjahr, durchgeführt werden.

Die Winterzeit ist bei den meisten Menschen von besonders viel Passivität und überreichlicher Ernährung geprägt. Da kommt das Frühjahr gerade recht, um den Körper so richtig »durchzuputzen«.

Behandlung mit Sauerkraut und -saft

Sauerkraut ist das ideale Entgiftungsmittel. Es regt den Stoffwechsel auf natürliche Weise an und sorgt für einen vermehrten Abtransport von Schlacken und Giftstoffen. Da die Kur auch von reduzierter Kost begleitet werden sollte, ist es günstig, dem Sauerkrautsaft Apfelessig zuzusetzen. Apfelessig ist ebenfalls reich an Inhaltsstoffen und ergibt zusammen mit dem Sauerkrautsaft eine ideale Kombination essenzieller Nährstoffe. Und gerade die benötigt der Organismus, da durch eine reduzierte Nahrung sonst das Maß der zugeführten Vitamine, Spurenelemente und Mineralstoffe nicht ausreichend ist.

▶ Mischen Sie Sauerkrautsaft und Wasser im Verhältnis 1 : 1, und geben Sie dem Ganzen 2 Esslöffel Apfelessig bei. Nehmen Sie 3- mal täglich 1/4 Liter dieses Sauerkraut-Essig-Drinks zu sich.

Die Sauerkraut-Entschlackungskur

▶ Der Körper entschlackt und entgiftet optimal, wenn er keine feste Nahrung, sondern ausschließlich Gemüsesäfte und allem voran den Sauerkraut-Apfelessig-Cocktail zugeführt bekommt.

▶ Eine richtige Fastenkur sollte jedoch nur nach Absprache mit dem Arzt erfolgen.

▶ Günstig wäre es jedoch, zumindest in den ersten zwei bis drei Tagen nur Säfte zu sich zu nehmen.

▶ Nach dieser Zeit können Sie langsam feste Kost, die sich aus viel Obst, Gemüse – vor allem rohem Sauerkraut –, Salaten und eiweißreichen Milchprodukten (Quark, Milch, Joghurt) zusammensetzt, in Ihren Diätplan aufnehmen.

▶ Viel Bewegung, Sauna oder heiße Vollbäder unterstützen den Entgiftungsprozess, da sie den Stoffwechsel anregen. Die Kur sollte 10 bis 14 Tage andauern.

Gicht

Gicht ist meist eine erblich bedingte Stoffwechselerkrankung; sie wird aber in jedem Fall durch die Ernährung beeinflusst. Durch ein unzureichendes Ausscheiden von Harnsäure aus dem Organismus erhöht sich der Harnsäurespiegel im Blut und lagert sich schließlich in Form von Harnsäurekristallen in den Gelenken ab. Dies führt zu stark schmerzenden Entzündungen und Schwellungen der Gelenke. Ohne ausreichende Behandlung führen diese Harnsäureanhäufungen in weiterer Folge zur Zerstörung der Gelenke. Mögliche Komplikationen sind die »Gichtniere« mit Steinbildung und Bluthochdruck.

Behandlung mit Sauerkraut und -saft

Die Milchsäure im Sauerkrautsaft und auch im rohen Sauerkraut hemmt die Bildung von Harnsäure im Stoffwechsel. So wird die Ursache von Gicht bekämpft – und nicht nur das Beschwerdebild.

▶ Nehmen Sie täglich 3-mal 1/8 Liter Sauerkrautsaft (im Verhältnis 1 : 1 mit Wasser gemischt) zu sich.

▶ Werten Sie Ihren Speiseplan mit 3-mal täglich 2 bis 3 Gabeln rohem Sauerkraut auf.

Was zusätzlich hilft

Der Ernährung sollte bei der Behandlung von Gicht ein besonderes Augenmerk geschenkt werden. Zunächst sollten vor allem harnsäurereiches rotes Fleisch, Schokolade und Kaffee vermieden werden. Purinhaltige Nahrungsmittel, wie Innereien und eine Vielzahl von Meerestieren, müssen ebenfalls vom Speiseplan gestrichen werden, denn Purin bildet im Blut scharfe Harnsäurekristalle. Dem Alkohol sollte gänzlich entsagt werden, denn er enthält nicht nur Purin, sondern vermindert auch die Harnsäureausscheidung. Generell müsste auf eine basenreiche Ernährung geachtet werden, um eine Stoffwechselübersäuerung zu vermeiden. Basenreiche Lebensmittel sind vor allem Gemüse, Kartoffeln und kohlensäurefreie Mineralwässer. Bei akuten Schmerzen leisten kalte Wickel erste Hilfe.

Viel körperliche Bewegung ist sehr wichtig bei Gicht, um den Stoffwechsel anzuregen. Zur Erhaltung der Funktionen von befallenen Gelenken sind heilgymnastische Übungen zu empfehlen.

Hautausschlag und Juckreiz

Die Haut ist das größte und vielseitigste Organ des menschlichen Körpers und dementsprechend vielen Belastungen von innen und außen ausgesetzt. Hautreizungen, Hautausschläge und Juckreiz sind Reaktionen auf schädigende Einflüsse aus der Umwelt oder auf herrschende Missstände im Inneren unseres Organismus. Gerade in den letzten Jahrzehnten ist die Zahl der Allergiker dramatisch gestiegen. Dauerstress, psychische Belastungen, falsche Ernährung, Umweltgifte etc. führen zu überschießenden Reaktionen des Immunsystems, die sich auch auf der Haut bemerkbar machen können. Deshalb führt bei immer wiederkehrenden Beschwerden kein Weg am Allergietest vorbei, um mögliche Verursacher festzustellen und zu vermeiden.

Vorsicht, wenn Sie unter Pilzerkrankungen leiden! Dann sollten Sie bei Hautproblemen auf eine Behandlung mit Hefe besser verzichten. Denn die kann Pilzinfektionen möglicherweise verschlimmern.

Behandlung mit Sauerkraut und -saft

▶ Tragen Sie mehrmals täglich unverdünnten Sauerkrautsaft, der mit etwas Apfelessig versetzt wurde (1 Esslöffel Apfelessig auf 1/8 Liter Sauerkrautsaft), auf die entsprechenden Hautstellen auf.

▶ Mischen Sie Sauerkrautsaft und Maismehl zu einer Creme, die Sie auf die befallenen Hautstellen auftragen.

▶ Um den Organismus von innen her zu unterstützen und das Immunsystem zu kräftigen, sollten Sie 3-mal täglich einen Sauerkrautsaft-Apfelessig-Drink zu sich nehmen. Dafür werden Wasser und Sauerkrautsaft im Verhältnis 1 : 1 auf 1/8 Liter gemischt und mit 1 Esslöffel Apfelessig versetzt.

Was zusätzlich hilft

Das A und O gesunder Haut ist die richtige Pflege. An empfindliche Haut sollte nur Wasser oder dermatologisch geprüfte Seife. Vollwertkost sorgt für einen optimalen Stoffwechsel und damit für gute Haut. Die Vitamine A, C und E sowie Beta-Karotin und Zink sind für die Haut besonders wichtig. Ergänzen Sie Ihre tägliche Nahrung durch einen morgendlichen Mix aus 3 Esslöffeln Weizenkeimen und 3 Esslöffeln Hefepulver, mit 1 fettarmen Joghurt angerührt. Gemäßigte Sonnenbäder wirken sich positiv auf den Hautstoffwechsel aus.

Hautentzündung

Unter dem Begriff »Hautentzündung« (Dermatitis) versteht man eine Erkrankung, die verschiedenartige Symptome auf der Haut zeigt. Die betroffenen Stellen röten sich meist, schwellen an, neigen zur Bläschenbildung und beginnen oft sehr heftig zu jucken. Die Hautentzündung kann vielfältige Ursachen haben, meist sind es jedoch allergische Reaktionen auf bestimmte Stoffe der Umwelt. In jedem Fall sollten die Ursachen der Dermatitis geklärt werden, um wirkungsvolle Gegenmaßnahmen ergreifen zu können.

Behandlung mit Sauerkraut und -saft

Auflagen mit Sauerkraut sind kühlend und nehmen den Juckreiz, Sauerkrautsaft bringt den Körper von innen in Schwung.

▶ Legen Sie mehrmals täglich Kompressen, die mit Sauerkrautsaft getränkt sind, auf die betroffenen Hautstellen auf.

▶ Für Auflagen können Sie auch rohes Sauerkraut verwenden, das mit einer Mullbinde fixiert wird.

▶ Nehmen Sie 3-mal täglich je 1/8 Liter Sauerkrautsaft (im Verhältnis 1 : 1 mit Wasser gemischt) zu sich, um den Stoffwechsel zu aktivieren und das Immunsystem zu kräftigen.

Was zusätzlich hilft

Ein Allergietest gibt Aufschluss über mögliche Auslöser der Hautentzündung. Die richtige Ernährung ist ein sehr wichtiger Faktor bei Hauterkrankungen. Meiden Sie stark gewürzte, salzige, fette Speisen, Alkohol und Tabak. Neben einer ausgeglichenen Vollwerternährung sollten Sie nahrungsergänzend die Vitamine A, C, E, Beta-Karotin und das Spurenelement Zink zu sich nehmen. Sonnenbäder wirken günstig auf den Hautstoffwechsel, sofern sie in Maßen genossen werden. Bauen Sie Ihr Immunsystem auf! Kneippsche Wasseranwendungen wie Wassertreten, Taulaufen oder Wechselbäder sind zu empfehlen. Auch die regelmäßige Einnahme von Echinaceapräparaten (Sonnenhut) oder Schwarzkümmelöl kann sehr viel zu einem optimal funktionierenden Immunsystem beitragen.

Störungen im Stoffwechsel, die oft eine Folge falscher, einseitiger Ernährung sind, zeigen sich häufig durch Irritationen der Haut. In erster Linie sollte dann Vollwertkost den Speiseplan bestimmen.

Sonne nur in Maßen und immer durch Sonnencreme geschützt genießen! Sonnenbrände schädigen die Haut und können weitreichende gesundheitliche Folgen haben, die sich erst Jahre später bemerkbar machen.

Insektenstiche

In der warmen Jahreszeit ist man immer wieder mit den Folgen von Insektenstichen konfrontiert. Je nach Insekt sind die Folgeerscheinungen unterschiedlich. Manche verursachen nur harmloses Hautjucken, andere hingegen schmerzende Einstiche. Die größere Gefahr liegt jedoch in Infektionen durch die Insektenstiche. Hierbei werden Erreger von den Insekten übertragen und können verschiedenste Krankheiten verursachen. In den letzten Jahren antworten außerdem immer mehr Menschen mit allergischen Reaktionen auf Insektenstiche. Hier ist ärztliche Hilfe unbedingt angesagt, denn je nach Schweregrad kann eine Insektenstichallergie sogar zum Tod führen, wenn nicht rechtzeitig Gegenmaßnahmen eingeleitet werden.

Wenn kein Sauerkraut zur Hand ist, hilft auch die Auflage eines frischen Kohlblatts oder einer rohen Zwiebelscheibe gegen den Juckreiz bei Insektenstichen. Empfehlenswert ist auch die Einreibung mit ein bis zwei Tropfen Lavendel- oder Teebaumöl.

Behandlung mit Sauerkraut und -saft

Sauerkrautsaft und das rohe Kraut kühlen und desinfizieren die Einstichstelle und lindern den lästigen Juckreiz.

▶ Stiche, die von Stechmücken herrühren, können direkt mit Sauerkrautsaft beträufelt werden.

▶ Wespen- oder Bienenstiche werden mit Kompressen behandelt, die mit Sauerkrautsaft getränkt wurden.

▶ Generell helfen Auflagen mit rohem Sauerkraut, das mit einem Tuch fixiert wird.

Was zusätzlich hilft

Auch wenn es noch so schwer fällt: Erste Regel bei einem Insektenstich ist, nicht an den betroffenen Hautstellen zu kratzen, das verschlimmert die Schwellung und den Juckreiz. In manchen Fällen kann es sogar zu Infektionen und Entzündungen führen. Wenn das Insekt einen Stachel in der Haut hinterlassen hat, sollten Sie ihn sofort entfernen; je schneller der Stachel herausgezogen wird, desto weniger Gift kann in den Körper gelangen. Nach einem Insektenstich ist außerdem die Aufnahme von Kalzium wichtig (z. B. durch Milchprodukte oder spezielle Kalziumpräparate aus dem Reformhaus oder der Apotheke), um eine mögliche allergische Reaktion abzuschwächen.

Kopfschmerzen

Die Ursachen für Kopfschmerzen können sehr vielfältig sein. Wenn sie nicht als Begleitsymptom von Erkrankungen auftreten, ist ihre Ursache meist in nervösen Verspannungen, Stress, emotionalen Krisen, übermäßigem Konsum von Genussmitteln, Überanstrengung der Augen oder Wetterumschwüngen zu suchen. Auch eine langfristige Fehlernährung, die einen Mangel an Vitaminen und Spurenelementen hervorrufen kann, ist ein möglicher Auslöser für Kopfschmerzen. Hartnäckige, immer wiederkehrende Kopfschmerzen sind auf alle Fälle durch einen Arzt abzuklären.

Behandlung mit Sauerkraut und -saft

▶ Vertreiben Sie den Schmerz mit Sauerkrautauflagen. Tränken Sie dazu ein Tuch mit Sauerkrautsaft, und legen Sie diese Kompresse bei akuten Beschwerden auf die Stirn auf. Bei Bedarf können Sie die Auflage mit einem weiteren Tuch fixieren.

▶ Altbewährt sind auch Kompressen mit Kohlblättern. Die ganzen Kohlblätter werden kräftig durchgewalkt und auf Stirn, Nacken und Schläfen aufgelegt.

▶ Um einen eventuellen Mangel an Vitaminen oder Spurenelementen auszugleichen, kann Sauerkraut auch innerlich angewendet werden. Trinken Sie regelmäßig 1 Gläschen Sauerkrautsaft. Eine wahre Vitaminbombe erhalten Sie, wenn Sie Sauerkrautsaft 1 Esslöffel Apfelessig zusetzen.

▶ Eine gute Prophylaxe gegen Kopfschmerzen: Bringen Sie öfter mal einen der kulinarischen Leckerbissen mit Sauerkraut (siehe Rezepteteil Seite 86ff.) auf den Tisch.

Was zusätzlich hilft

In vielen Fällen genügen eine vernünftige, vitaminreiche Ernährung und regelmäßige Bewegung an frischer Luft, um so manchen Kopfschmerz erst gar nicht aufkommen zu lassen. Wenn Sie dennoch von Kopfschmerzen überrascht werden, entspannen Sie sich in einem gut gelüfteten, kühlen, abgedunkelten Raum.

Kopfschmerzen sind häufig der Auslöser für eine Medikamentenabhängigkeit. Vor dem allzu schnellen Griff zur Schmerztablette sollte man deshalb unbedingt die zahlreichen erprobten Hausmittel einsetzen, die oft sogar schneller und nachhaltiger von dem Übel befreien.

Krebserkrankungen

Als Krebs wird im Allgemeinen ein unkontrolliertes, wucherndes Wachstum von Körperzellen bezeichnet, das gesundes Körpergewebe vernichtet. Die Forschung arbeitet schon seit vielen Jahrzehnten an einem potenten Heilmittel, das in der Lage ist, Krebserkrankungen zu stoppen, was bis zum heutigen Tag erfolglos geblieben ist. Auch für die Entstehung von Krebserkrankungen gibt es erst wenige Erklärungen, die sich aus jahrzehntelanger Beobachtung der Krankheit ergeben haben. Fest steht, dass es Zusammenhänge zwischen den modernen Lebensumständen, den Umwelteinflüssen und der Entstehung von Tumoren gibt. Bislang konnten u. a. folgende Krebsauslöser festgestellt werden: UV- und ionisierende Strahlen, chemische Substanzen, Medikamente, genetische Störungen, hormonelle Ursachen, Viren, freie Radikale. Heute besteht außerdem kein Zweifel mehr, dass es einen Zusammenhang zwischen Ernährung und Krebserkrankungen gibt (siehe Seite 56f.). Studien haben gezeigt, dass bestimmte Nahrungsmittel das Krebsrisiko minimieren können.

Milchsäurebakterien sollen in der Lage sein, manche Krebs erregenden Stoffe zu neutralisieren. Beispielsweise ist bekannt, dass sie das in vielen Lebensmitteln vorkommende Nitrit binden können und so verhindern, dass es sich im Körper in die gefährlichen Nitrosamine umwandelt.

Behandlung mit Sauerkraut und -saft

Sauerkraut und Sauerkrautsaft zählen zu jenen Nahrungsmitteln, denen man eine Krebs hemmende Wirkung nachsagt.

▶ Zur Krebsvorsorge und begleitenden Krebstherapie wird 3-mal täglich 1/8 Liter Sauerkrautsaft (1 : 1 mit Wasser gemischt) eingenommen, und zwar wie folgt: 1-mal morgens auf nüchternen Magen und weitere 2-mal vor den Hauptmahlzeiten.

Was zusätzlich hilft

Gesunde Vollwerternährung kann das Risiko, an bestimmten Krebsarten zu erkranken, um nahezu ein Viertel verringern. Ein weiterer Umstand, der nach Meinung der Wissenschaft die Entstehung von Krebserkrankungen beeinflusst, ist die psychische Komponente. Innere Harmonie ist mit die beste Vorbeugung! Mentales oder autogenes Training, Yoga und andere Entspannungsmethoden können zu einem günstigeren Krankheitsverlauf beitragen.

Magengeschwüre

Im Normalfall schützt die Magenschleimhaut die Magenwände vor der aggressiven Magensäure. Verschiedenste Ursachen können zu Defekten in der Magenschleimhaut und im weiteren Stadium zu Magengeschwüren führen. Vor allem stressige Lebensbedingungen, ständige psychische Belastungen sowie übermäßiger Konsum von Kaffee und Nikotin werden für die Geschwürbildung verantwortlich gemacht. Magengeschwüre äußern sich durch dumpfe, reißende Schmerzen im Oberbauch, die oft zur linken Seite hin ausstrahlen.

Behandlung mit Sauerkraut und -saft

Inzwischen ist der Nachweis gelungen, dass der Kohl eine Substanz namens Methylmethionin beinhaltet, die ganz erstaunliche Wirkung bei Magen- und Zwölffingerdarmgeschwüren erzielt. Auch im Sauerkraut und im Sauerkrautsaft bleibt diese Substanz erhalten. Allerdings gilt es zu beachten, dass dieser Stoff bei Einwirkung von Hitze zerstört wird, also nur im rohen Kraut vorkommt.

▶ Trinken Sie täglich morgens und vor den jeweiligen Hauptmahlzeiten je 1/8 Liter Sauerkrautsaft, der mit Wasser im Verhältnis 1 : 1 gemischt wurde.

▶ 2 bis 3 Gabeln rohes Sauerkraut vor den Mahlzeiten haben die gleiche Wirkung, blähen jedoch stärker als der Saft. Würzen Sie das Kraut daher mit Fenchel, Kümmel oder Bohnenkraut, das entschärft.

Was zusätzlich hilft

Vermeiden Sie stark gewürzte Nahrung, tierisches Fett, Fleisch, weißes Mehl, Salat, saure Beeren und Steinobst, und verzichten Sie auf Genussmittel wie Kaffee, Alkohol und Tabak, denn die begünstigen die Entwicklung von Magengeschwüren. Essen Sie langsam, kauen Sie gründlich, und achten Sie auf einen regelmäßigen Stuhlgang. Stress und seelische Belastungen können wesentlich zu Magengeschwüren beitragen. Entspannungsmethoden wie Feldenkrais, Qi Gong oder Tai Chi Chuan können eine Hilfe bei der Stressbewältigung sein. Auch Sport trägt dazu bei, Stress abzubauen.

1949 konnte Dr. Carnett Cheney anhand einer Reihe von Experimenten den praktischen Nachweis liefern, dass Kohlsaft einen wesentlichen Beitrag zur Heilung eines Magengeschwürs (Ulkus) leisten kann. Er nannte diesen Umstand Antiulkusfaktor.

Letzte Erkenntnisse weisen auf das Bakterium Helicobacter pylori als weiterer Verursacher von Magengeschwüren hin. Dieser Keim setzt sich an der Magenwand fest und wirkt zerstörend auf die Schleimhaut, die die Magenwände vor der Magensäure schützt.

Mundgeruch

Mundgeruch wird oft von sehr intensiv schmeckenden und riechenden Nahrungs- oder Genussmitteln verursacht. Weitere Gründe können Zahnfäulnis, Entzündungen im Mundbereich oder mangelnde Zahnhygiene sein. Viele Probleme im Zahnbereich lassen sich durch eine gezielte, intensive Zahnpflege beheben. Dazu gehört auch der regelmäßige Besuch beim Zahnarzt. Beachtet man dies, lässt sich Mundgeruch durch entsprechende Gegenmaßnahmen in den Griff bekommen. Bei hartnäckigem Mundgeruch kann jedoch eine organische Störung nicht ausgeschlossen werden. In diesem Fall sollten Sie zur Diagnose einen Arzt zurate ziehen.

»Mundgeruch macht einsam!« Besonders geruchsintensive Nahrungsmittel wie Knoblauch oder Zwiebeln sollten in bestimmten Momenten einfach vermieden werden, um sich nicht unbeliebt zu machen.

Behandlung mit Sauerkraut und -saft

Sauerkraut kann aufgrund seiner desinfizierenden und entzündungshemmenden Wirkung Mundgeruch beseitigen.

▶ Der Mundraum sollte mehrmals täglich mit einer Sauerkrautsaft-Apfelessig-Mischung (1 Esslöffel Apfelessig auf 1/8 Liter Sauerkrautsaft) gespült werden.

▶ Kauen Sie mehrmals täglich ausgiebig rohes, frisches Sauerkraut.

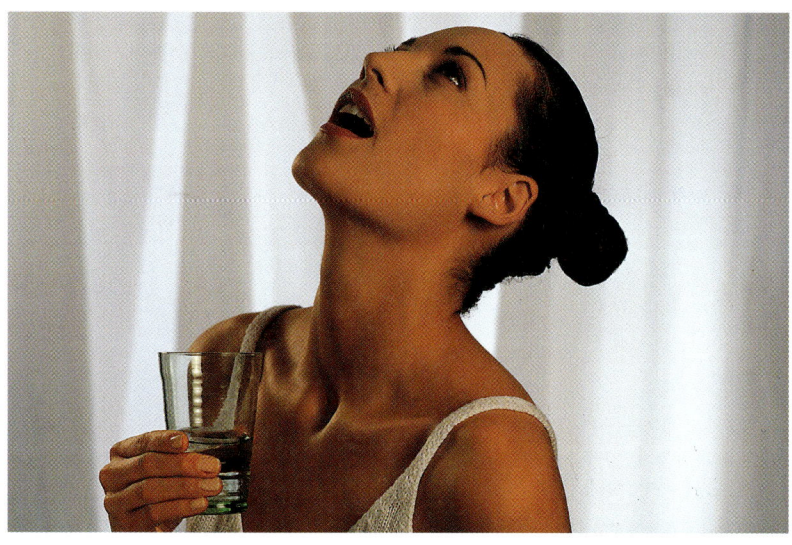

Mundspülungen sollten etwa fünf Minuten lang durchgeführt werden. Man kann mit Sauerkrautsaft auch gurgeln: Das sollte dann etwa eine Minute lang dauern.

Schuppenflechte (Psoriasis)

Als Schuppenflechte wird eine chronische Erkrankung der Haut bezeichnet, bei der sich rötlich entzündete Haustellen bilden, die sich schuppen und jucken. Die Erkrankung zeigt sich vorwiegend an Kopfhaut, Ellbogen, Kniegelenken, Beinen und Armen. Da bis heute die Ursachen der Psoriasis nicht geklärt werden konnten, gibt es auch keine allgemeingültige, auf jeden Menschen anwendbare Therapie. Selbst eine erfolgreiche Behandlung kann in den meisten Fällen ein erneutes Auftreten der Krankheit nicht verhindern. Man vermutet Stoffwechselstörungen als Krankheitsverursacher. Ungünstige Lebensbedingungen, wie Stress, psychische Belastungen oder eine falsche Ernährung, fördern die Erkrankung.

Behandlung mit Sauerkrautsaft

Sauerkraut ist zwar nicht in der Lage, die Krankheit zu heilen, unterstützt aber den Stoffwechsel und das Immunsystem, entschlackt, entgiftet und versorgt den Organismus mit wertvollen Biostoffen.

▶ Nehmen Sie morgens auf nüchternen Magen und vor den Hauptmahlzeiten jeweils 1/8 Liter Sauerkrautsaft (mit Wasser im Verhältnis 1 : 1 gemischt) zu sich.

▶ Einreibungen mit einer Spezialmischung aus Sauerkrautsaft und Apfelessig (1 Esslöffel Apfelessig auf 1/8 Liter Sauerkrautsaft) kühlen und lindern den Juckreiz.

Was zusätzlich hilft

Stellen Sie Ihre Kost auf Vollwertnahrung mit viel frischem Gemüse, Salaten, Obst und Rohkost um, und meiden Sie vor allem tierische Produkte. Verwenden Sie ausschließlich hochwertige pflanzliche Öle wie Lein- oder Distelöl. Viel Flüssigkeit in Form von Mineralwasser, Frucht- und Gemüsesäften helfen bei der Entgiftung des Körpers. Seelische Belastungen und Stress lassen sich mit Hilfe von Entspannungs- oder Mentaltraining recht gut in den Griff bekommen. Sonnenbäder und Solariumbesuche wirken positiv auf Haut und Gemüt, wobei unbedingt auf das richtige Maß zu achten ist!

Sonne hilft bei Schuppenflechte, jedoch nur in Maßen, denn Sonnenbrände oder zu häufiges Sonnen schaden der Haut mehr als sie nützen. Die Sonne in Kombination mit salzhaltiger Meeresluft wirken bei Hauterkrankungen wie Psoriasis Wunder, obwohl auch diese Therapie nur für eine gewisse Zeit von den Beschwerden befreit.

Sodbrennen

Meist ist eine Übersäuerung des Magens für Symptome wie Sodbrennen oder Aufstoßen verantwortlich. Bei regelmäßigem Sodbrennen liegt ein Defekt des unteren Schließmuskels der Speiseröhre vor. Die Magensäure tritt in die Speiseröhre und verursacht dort das heftige, unangenehme Brennen. In manchen Fällen ist Sodbrennen auch auf ein Fehlen von Magensäure zurückzuführen. Das Brennen entsteht dann infolge der durch Gärung entstehenden organischen Säuren im Magen. Ständiges Sodbrennen kann die unangenehme Refluxerkrankung, eine chronischen Entzündung der Speiseröhre, hervorrufen, die schwer wiegende Erkrankungen wie Geschwüre, Verengungen der Speiseröhre und im schlimmsten Fall Speiseröhrenkrebs nach sich ziehen kann. Die seelische Komponente sollte nicht außer Acht gelassen werden, denn auch Stress oder starke seelische Beanspruchungen können Sodbrennen verursachen.

Bei häufigem Sodbrennen sollte man besonders abends fett- und eiweißreiche Nahrung vermeiden. Nach dem Essen macht man am besten einen Spaziergang (zur Not in der Wohnung). Außerdem empfiehlt es sich, mit erhöhtem Oberkörper zu schlafen.

Behandlung mit Sauerkraut und -saft
▶ Nehmen Sie regelmäßig nach dem Essen 1/8 Liter Sauerkrautsaft (mit Wasser im Verhältnis 1 : 1 gemischt) zu sich.
▶ Auch rohes Sauerkraut kann nach den Mahlzeiten eingenommen werden; es bläht allerdings heftiger als der Saft.

Was zusätzlich hilft
Meiden sollten Sie Nahrungs- bzw. Genussmittel, die eine Übersäuerung des Magens verursachen, wie beispielsweise Alkohol, Kaffee, Nikotin, fette, stark gewürzte Speisen, Süßigkeiten oder Mehlspeisen. In den meisten Fällen ist Sodbrennen ein Zeichen für eine Übersäuerung des Magens, daher ist es notwendig, Maßnahmen zu ergreifen, die den Säure-Basen-Haushalt im Körper regulieren oder für einen vermehrten Abtransport von Säuren sorgen, etwa durch eine basenreiche Kost mit viel Kartoffeln, Blatt- oder Wurzelgemüse, Pilzen, Sprossen und Beeren. Da Säuren über die Atmung und den Schweiß ausgeschieden werden, helfen regelmäßiges Ausdauertraining sowie Saunabesuche bei der Reduzierung von Säuren.

Verbrennungen

Verbrennungen werden je nach Schweregrad in drei Stufen unterteilt. Verbrennungen ersten Grades sind leichte Hautverletzungen, schwache Sonnenbrände beispielsweise fallen unter diese Kategorie. Verbrennungen zweiten und dritten Grades dagegen werden von Fieber, Kreislaufbeschwerden und Schock begleitet. Diese beiden Formen müssen auf jeden Fall vom Arzt behandelt werden!

Behandlung mit Sauerkraut und -saft

Bei Verbrennungen ersten Grades können Sie mit Sauerkraut den Schmerz lindern und den Heilungsprozess beschleunigen.

▶ Die verbrannten Hautstellen werden vorsichtig mit frischem, gut gekühltem Sauerkrautsaft betupft.

▶ Verbrennungen lassen sich auch sehr gut mit Kohl behandeln, wobei die gereinigten, durchgewalkten Kohlblätter auf die Hautstelle aufgelegt und mit einer Mullbinde fixiert werden.

Was zusätzlich hilft

Als erste Maßnahme sollte die Wunde unter kaltes, fließendes Wasser gehalten werden. Verwenden Sie kein Öl oder Brandsalben. Versorgen Sie ausschließlich kleinere Brandwunden selbst, bei schwereren Verbrennungen ist unbedingt ein Arzt zurate zu ziehen. Lösen Sie keine angeklebten Stoffteile von den Hautstellen. Offene Brandwunden sollten vorerst mit einem keimfreien Verband (z. B. einem frisch gebügelten Leinentuch) locker abgedeckt werden.

Die gleichen Kriterien wie für Verbrennungen gelten auch für die Behandlung von Verbrühungen mit heißem Wasser oder anderen Flüssigkeiten. Zu diesen Verletzungen kommt es besonders häufig bei kleinen Kindern oder während der Hausarbeit.

Die drei Verbrennungsgrade

▶ Erster Grad: Die Haut rötet sich und schmerzt leicht. Die Oberhaut löst sich ab.

▶ Zweiter Grad: Die Haut rötet sich stark, es bilden sich Bläschen, die Hautstellen schmerzen stark.

Nach Aufplatzen der Bläschen tritt eine milchige Flüssigkeit aus. Heilung meist ohne Narbenbildung.

▶ Dritter Grad: Dunkelbraun bis schwarz verfärbte Haut. Das Hautgewebe ist abgestorben.

Verdauungsstörungen

Die Ursache für Störungen des Verdauungsapparats sind meist in den unnatürlichen Lebensumständen und Lebensrhythmen der modernen westlichen Welt zu suchen. Es wird zu viel und zu einseitig gegessen, es mangelt an körperlichen Aktivitäten, und man ist oft stressigen Bedingungen des Berufsalltags ausgesetzt. Die Überfütterung des Organismus mit denaturierten Lebensmitteln überfordert auf Dauer Magen und Darm. Der Verdauungsapparat liegt lahm, die Nahrung wird nicht gänzlich abgebaut, lagert sich an den Darmwänden an und fault dort unter Bildung vieler Schadstoffe vor sich hin. Allgemeines Unwohlsein, ständige Blähungen, Verstopfung und Sodbrennen treten als Folgeerscheinungen auf.

Während einer Schwangerschaft leiden viele Frauen an hartnäckiger Verstopfung. Hier sind ein bis zwei Gläser Sauerkrautsaft ein ideales Mittel, um den trägen Darm auf sanfte Art und Weise anzuregen.

Behandlung mit Sauerkraut und -saft

Sauerkraut fördert die Verdauung und geht gegen so manchen Fäulniserreger im Darm effektiv vor.

▶ Nehmen Sie täglich morgens (auf nüchternen Magen) und jeweils vor den Hauptmahlzeiten 1/8 Liter Sauerkrautsaft (1:1 mit Wasser vermischt) zu sich.

▶ Rohes und gekochtes Sauerkraut in allen Varianten sollte regelmäßig Ihren Menüplan ergänzen.

▶ Nehmen Sie möglichst vor jeder Mahlzeit 2 bis 3 Gabeln rohes Sauerkraut zu sich.

Was zusätzlich hilft

Bringen Sie Ihre Verdauung in Schwung, indem Sie ihr öfter Vollwertkost mit viel frischem Gemüse, Salaten und Obst zur Verarbeitung bieten. Bei akuten Formen der Verstopfung bieten zusätzliche Ballaststoffe wie Leinsamen oder Weizenkleie, am besten morgens in ein Glas Wasser eingerührt, Hilfe. Stress, zu geringe Flüssigkeitsaufnahme und Bewegungsarmut begünstigen die übermäßige Trägheit der Verdauung. Regelmäßige sportliche Aktivitäten fördern nicht nur direkt den Stoffwechsel, sondern bauen auch Stress ab und tragen somit in zweierlei Hinsicht zu einer besseren Verdauung bei.

Wunden

Leichte Wunden wie Hautabschürfungen, Kratzer, Schnitte oder Risse können Sie ganz leicht selbst behandeln. Tiefe, stark blutende Wunden gehören dagegen stets in die Hände eines Arztes.

Behandlung mit Sauerkrautsaft

▶ Größere Wunden werden zuerst mit Sauerkrautsaft gereinigt. Anschließend wird als Wundverband eine sterile Kompresse angelegt, die mit Sauerkrautsaft getränkt wurde. Der Verband sollte alle paar Stunden erneuert werden.

▶ Kleinere Wunden lassen sich sehr gut mit Sauerkrautsaft behandeln, indem man sie mit dem Saft beträufelt.

Was zusätzlich hilft

Zur Wundheilung empfehlen sich Waschungen mit Kräutern wie Kamille oder mit Aromaölen wie Rosmarin-, Teebaum- oder Lavendelöl. Ebenfalls ein bewährtes Mittel bei Hautwunden ist Ringelblumensalbe. Sie wird 2-mal täglich auf die betroffene Stelle aufgetragen.

Leichte Wunden können Sie gut mit Sauerkraut behandeln, denn es wirkt desinfizierend und fördert die Wundheilung. Wenn die Wunde tief ist und stark blutet, muss sie jedoch vom Arzt genäht werden. Auch Bisswunden von Tieren dürfen nicht in Eigenregie verarztet werden, da die Infektionsgefahr zu groß ist.

Zahnschmerzen

Karies entsteht u. a. durch denaturierte und zuckerhaltige Lebensmittel oder eine ungenügende Zahnhygiene. Beläge aus Speiseresten begünstigen zunächst Säure bildende Bakterien, die durch den im Speichel gelösten Zucker genährt werden. Säure und Bakterien entkalken den Zahnschmelz und beginnen ihn zu zersetzen – es bilden sich Löcher in den Zähnen. Reichen diese bis in die Nähe des entsprechenden Zahnnervs, entstehen Zahnschmerzen.

Behandlung mit Sauerkraut und -saft

▶ Legen Sie eine Kompresse, die mit Sauerkrautsaft getränkt ist, auf die schmerzende Stelle auf.

▶ Alternativ können Sie auch rohes Sauerkraut auflegen, das mit einem Tuch abgedeckt wird.

Vorsicht mit kalten Anwendungen bei Zahnschmerzen! Die ständigen Reizungen des Nervs verschlimmern die Schmerzen im Endeffekt.

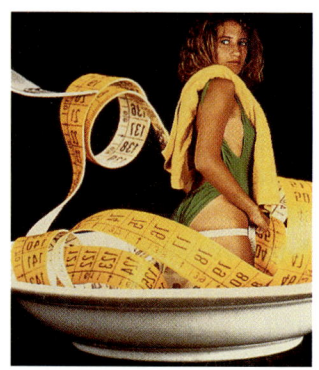

Sauerkraut verhilft auf natürliche Art zum Wohlfühlgewicht.

Viele übergewichtige Menschen machen immer wieder Diäten durch, die allesamt keinen dauerhaften Erfolg bringen. »Ich freue mich schon darauf, wieder einmal normal essen zu können« sind typische Standardsätze und drücken eigentlich die absolute Sinnlosigkeit des Unterfangens aus, das von vornherein zum Scheitern verurteilt ist.

Abnehmen mit Sauerkraut

Wenn Sie zu jenen gehören, die seit Jahren wiederholt versuchen, ihr Gewicht zu reduzieren, werden Sie zustimmen: Diäten sind meist umsonst. Warum das so ist, lässt sich leicht erklären. Abnehmen und dauerhaftes Halten des Gewichts verlangt eine grundsätzliche Änderung der Ernährung und des Essverhaltens und keine Crashdiät. Darüber hinaus führen nur positive Denkstrukturen zum Erfolg, mit negativen Formulierungen wie »Ich schaffe es einfach nicht abzunehmen« ist die Sache dagegen von vornherein zum Scheitern verurteilt. Zudem bergen viele der angebotenen Diäten die Gefahr der Einseitigkeit. Es fehlt meist an einer ausgewogenen Versorgung mit lebensnotwendigen Stoffen, wie Vitaminen, Spurenelementen und Mineralstoffen, die den Körper nicht nähren, aber für sein reibungsloses Funktionieren unerlässlich sind.

Von Diät zu Diät

Das, was uns dick werden und jede Diät scheitern lässt, sind unsere Ess- und Lebensgewohnheiten, so genannte konditionierte Handlungsweisen, die wir schon ein Leben lang praktizieren und einfach nicht ändern können oder wollen. Eine Diät ist immer ein Zwang, denn wir tun etwas, das eigentlich unserem Lebenskonzept widerspricht. Wir disziplinieren uns beim Essen, fasten, quälen uns meist unter großem Hunger durch den Tag und denken nur an eines – essen. Wir fixieren uns auf ein bestimmtes Datum oder auf ein bestimmtes Gewicht, das wir erreichen wollen, um von da an endlich wieder zu leben, den alten Ritualen zu frönen und munter Gewicht zuzulegen – meist mehr, als wir abgenommen haben, klar, der Stoffwechsel hat sich mittlerweile auf die geringeren Mengen eingestellt und verwertet das plötzliche Mehr an Nahrung umso intensiver.

Essen ist auch Genuss

Essen bedeutet mehr als nur die bloße materielle Ernährung unseres Körpers. Es stellt einen Gewinn an Lust und Genuss dar, der oft auch dafür benutzt wird, um seelische Missstände auszugleichen. So kennt man den berühmten »Frustfresser«, der seinen momentanen negativen Seelenzustand mit vermehrtem Essen auszugleichen versucht. Aus welchen Gründen auch immer der Lustgewinn durch Essen erzielt wird, zu häufige kalorienreiche »Trostpflaster« machen eben auch dick.

Das Vorbild der Eltern prägt

Vielen Menschen stellt sich im Erwachsenenalter nicht mehr die Frage, ob sie überzählige Pfunde in Kauf nehmen wollen oder nicht, denn sie sind dick von klein an. Meist werden das Essverhalten und eine entsprechende Lebensweise von den Eltern eintrainiert, die zum Teil selbst übergewichtig sind und dem Kind das übermäßige Essen vorexerzieren. Oft wird das Ernährungsverhalten des Kindes unterschätzt oder verharmlost, da es in verschiedenen Entwicklungsabschnitten erstaunlich viel Nahrung braucht. Eines Tages stehen die Eltern überrascht vor der Tatsache, dass ihr Kind übergewichtig ist.

Ernährungsgewohnheiten ändern

Es gibt nur eine Möglichkeit, sich dauerhaft vom Übergewicht zu befreien: Man muss mit seinen bisherigen Essgewohnheiten brechen. Das bedeutet viel Arbeit, Konsequenz und Disziplin. Einen dauerhaften Erfolg bringt schließlich eine rigorose Umstellung der Ernährung, und zwar auf Vollwertkost mit vielen Nahrungsmitteln, die reich an wertvollen essenziellen Nähr- und Ballaststoffen, aber arm an Kalorien sind. Sauerkraut ist eines dieser Nahrungsmittel. Es hat einen hohen Sättigungswert, aber vergleichsweise wenig Kalorien. Zudem fördert Sauerkraut verschiedenste Stoffwechselvorgänge im Organismus, sorgt für eine natürliche Entschlackung des Körpers, kurbelt die Verdauung sowie den Fettabbau an.

Traditionelle Sauerkrautgerichte sind nicht gerade als Schlankmacher berühmt – wegen der fetten Fleisch- oder Wurstbeilagen. Pikante und leichte Alternativen zum Bratwurst-mit-Kraut-Einerlei finden Sie ab Seite 86.

Die Diät beginnt im Kopf

Energie von innen und außen

Suchen Sie sich ein neues Hobby, oder stürzen Sie sich mit Elan in die Arbeit – was auch immer vom Thema »Essen« ablenkt, hilft. Die notorische Beschäftigung mit Diätplänen, Gewichtstabellen und Kalorienzählen bewirkt dagegen eher das Gegenteil.

Eine Unternehmung zum Erfolg zu führen, ist sehr davon abhängig, mit welcher mentalen Einstellung wir an die Sache herangehen. Mit Sätzen wie »Das wird sowieso nichts« oder »Ich kann das nicht« ist ein Plan von vorneherein zum Scheitern verurteilt. Im Gegensatz dazu haben innerliche Leitsätze wie »Ich werde das mit links bewältigen« oder »Das kann gar nicht schief gehen« einen positiven Einfluss. Eine positive geistige Haltung fördert sowohl das eigene Engagement als auch die Unterstützung durch unser soziales Umfeld; dadurch werden wir von außen mit zusätzlicher Energie versorgt. Und von diesen Reaktionen unserer Mitmenschen hängt viel ab. Begeisterung für eine Sache wird Begeisterung bei anderen hervorrufen und wiederum auf uns reflektieren. Umgekehrt kann dauernde Verstimmtheit die Umwelt so ermüden, dass sie nur mehr Negatives zurückwirft. Die Macht der Gedanken beeinflusst nicht allein unsere mentale Verfassung, sondern auch unsere körperliche.

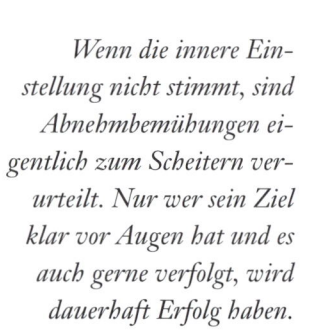

Wenn die innere Einstellung nicht stimmt, sind Abnehmbemühungen eigentlich zum Scheitern verurteilt. Nur wer sein Ziel klar vor Augen hat und es auch gerne verfolgt, wird dauerhaft Erfolg haben.

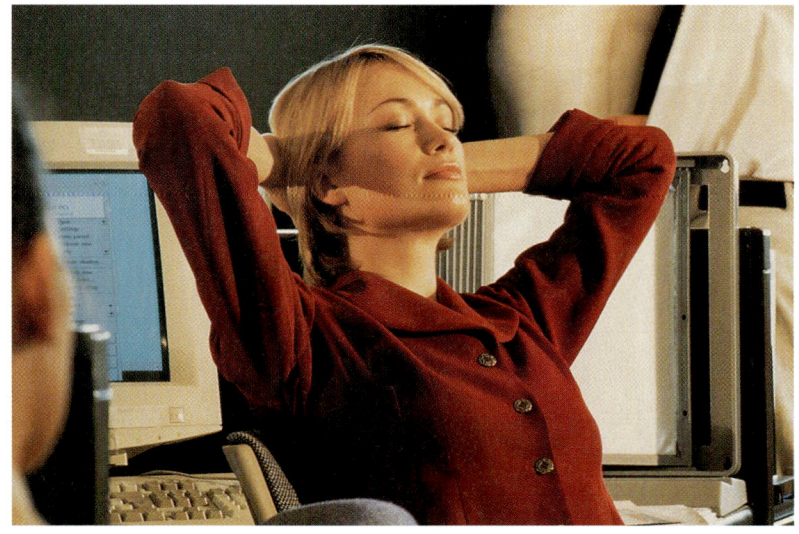

Der Einfluss der Psyche

Selbst in der Schulmedizin sind die Zusammenhänge zwischen körperlicher und seelischer Verfassung mittlerweile anerkannt, man spricht von psychosomatischen Erkrankungen. Darunter versteht man körperliche Erkrankungen, deren Ursachen auf psychischer Ebene zu suchen sind. Viele Mediziner sind der Auffassung, dass sogar ein sehr hoher Prozentsatz aller körperlichen Beschwerden auf Störungen im seelischen Bereich zurückzuführen sind.

Wenn nun negative Seelenzustände negative Auswirkungen auf den Organismus haben, ist doch auch der Rückschluss logisch, dass sich ein positiver Seelenzustand ebenso positiv auf den Körper und auf Krankheiten auswirkt. Diese Erkenntnis ist durchaus nicht neu, denn schon die antiken griechischen Philosophen haben sich eingehend mit diesem Thema auseinander gesetzt.

Dieses Prinzip lässt sich mit den Methoden der modernen Wissenschaft nicht messen, aber in der Praxis bewahrheitet es sich immer wieder. Eine positive mentale Einstellung beugt Krankheiten vor und hilft, bestehende Beschwerden schneller loszuwerden – und das gilt auch für die beschwerlichen Pfunde!

Positives Denken

Die Erfahrungen über positives Denken wurden in den letzten Jahrzehnten von zahlreichen namhaften Autoren wie Dr. Josef Murphy, Thorwald Dethlefsen oder Norman Vinzent Peale in unzähligen Büchern festgehalten. Mittlerweile ist die Flut an »Mental- und Motivationstrainern«, die alle ihr Wissen um die Kraft der positiven Gedanken mit möglichst viel Gewinn verkaufen wollen, unüberschaubar geworden. Doch es lohnt sich, hier genau zu prüfen. Denn auch wenn die Anleitungen zum positiven Denken zunächst einfach und banal klingen, in Wirklichkeit bedarf es eines guten Trainers, um entsprechend vorbereitet zu sein. Außerdem erfordert es auch weiterhin sehr viel Disziplin und Konsequenz, um dauerhafte Erfolge mit dieser Methode zu erzielen.

Viele Menschen wollen sich durch Pessimismus vor unangenehmen Überraschungen schützen. Diese innere Haltung nimmt aber auch jeder Initiative den Schwung, die für einen Erfolg nun mal nötig ist.

Mentales Training

Positives Denken ist auf alle Lebensbereiche anwendbar. Grundsätzlich kann jeder darüber entscheiden, ob er sich einer Sache vom positiven oder negativen Standpunkt aus annähert. Das Prinzip des mentalen Trainings ist einfach und für jeden erlernbar.

► Schaffen Sie sich im entspannten Zustand über gedankliche Vorstellungen und Formeln ein positives Bild zu einer Sache, so wie sie im Idealfall aussehen sollte.

► Durch das regelmäßige Wiederholen der Übung festigt sich dieses Bild und wird schließlich verankert in Ihrer Gedankenwelt.

Denken Sie sich schlank

Ein alter Trick, um sich beim Abnehmen zu motivieren: Kaufen Sie sich ein ersehntes Kleidungsstück, das ein bisschen zu knapp ist, und freuen Sie sich daran, wie Sie von Woche zu Woche besser hineinpassen. Aber nehmen Sie sich nicht zu viel vor, sonst ist der Frust größer als der Ehrgeiz!

Auch für das Abnehmen hat das Prinzip des positiven Denkens Gültigkeit. Leitsätze wie »Ich habe doch schon fast jede Diät hinter mir«, »Ich nehme sowieso nicht ab« oder »Jeder Bissen legt ein paar Pfunde an« werden ein erfolgreiches Abnehmen verhindern. Wenn jeder Bissen, den man zu sich nimmt, mit der Angst und Überzeugung gepaart ist, an Gewicht zuzulegen, wird dies auch unweigerlich passieren. Deshalb ist es notwendig, sich auch mental auf das Abnehmen vorzubereiten. Eine positive Einstellung trägt zum Gelingen Ihrer Diät bei, vorausgesetzt, dass mit äußerster Konsequenz vorgegangen wird. Nur ein regelmäßiges Mentaltraining kann einen Umdenkprozess in Gang setzen und zu dauerhaften Veränderungen führen.

Psychotipps für das Abnehmen

Diese beiden Übungen sollten Sie täglich mehrmals durchführen:

► Stellen Sie sich bildhaft vor, wie Sie von Tag zu Tag schlanker werden. Gehen Sie dabei schrittweise vor, und freuen Sie sich gedanklich an Ihrer neuen Erscheinung.

► Motivieren Sie sich mit positiven Begleitformeln wie etwa »Ich verliere Tag für Tag Pfund um Pfund« oder »Ich kann essen, was ich will und verliere trotzdem Gewicht«.

Auf Dauer schlank mit Vollwertkost

Nachdem nun geistig alle nötigen Vorbereitungen für eine erfolgreiche Diät geschaffen sind, kann mit der eigentlichen Arbeit begonnen werden. Und das bedeutet langfristig: Umstellung der Ernährung auf Vollwertkost. Denn die ist nicht nur die beste Hilfe bei der Reduzierung des Übergewichts, sondern auch äußerst förderlich für die Gesundheit und das allgemeine Wohlbefinden – und dafür, dass Ihr Traumgewicht dann auch erhalten bleibt. Setzen Sie sich mit Ihrer Ernährung auseinander. Mit dem Wissen um die Vorzüge der Vollwertkost werden Sie sich noch schneller mit ihr anfreunden.

Ein ausgefeilter Ernährungs- und Diätplan auf Basis der Vollwertkost würde den Rahmen dieses Ratgebers sprengen. Im Fachhandel gibt es eine Unmenge an Literatur, die sich ausschließlich diesem Thema widmet. Allein die Umstellung auf Vollwertkost hat bei vielen Menschen eine Reduktion des Übergewichts zur Folge. Was in der täglichen Vollwertdiät nicht fehlen darf, ist das Sauerkraut.

Gönnen Sie sich ein wenig Zeit

Eine Umstellung der Ernährung ist ein wichtiger Schritt in Richtung Erfolg. Sie müssen sich jedoch darüber im Klaren sein, dass Sie in diesem Moment mit alten Gewohnheiten brechen müssen, was einer gewissen innerlichen Vorbereitungs- und Überzeugungsarbeit bedarf. Sie sollten auch auf keinen Fall die alten Gewohnheiten jäh über Bord werfen, stellen Sie Ihre Ernährung nach und nach um, und gewöhnen Sie sich langsam daran. Viele vollwertige Nahrungsmittel schmecken etwas intensiver als die üblichen und verlangen aufgrund ihres stärkeren Eigengeschmacks vielleicht etwas mehr Sorgfalt und Liebe bei der Zubereitung. Wenn man sich einmal darauf eingestellt hat, lernt man die Speisen zu lieben und ihren Wert zu schätzen. Vollwerternährung bedeutet auch nicht, auf alles, was einem einst lieb war, verzichten zu müssen, man sollte einfach nur etwas sorgfältiger und bewusster mit den Nahrungsmitteln umgehen. Neben der richtigen Ernährung ist

Vollwertkost bedeutet keineswegs, dass Sie auf zeitraubende Kochmethoden und teure Spezialprodukte angewiesen sind. Zahllose neue Kochbücher bieten eine Fülle von Rezepten, die sich mit regionalen und saisongemäß eingekauften Frischprodukten nach schonenden Garverfahren zubereiten lassen.

natürlich auch die richtige Nahrungsmenge für den Erfolg ausschlaggebend. Auch die Vollwertkost beinhaltet Kalorien und Fette und muss auf normale Mengen reduziert werden, um wirkliche Erfolge zu erzielen. Bei einer übermäßigen Aufnahme von Nahrungsmitteln besteht auch mit Vollwertkost und Sauerkraut keine Aussicht auf eine Reduktion des Gewichts.

Die Sauerkrautdiät

Ergründen Sie genau, warum Sie zugenommen haben, wo Ihre ganz speziellen Esssünden liegen: Ist es das Naschen zwischendurch, sind es die übergroßen Portionen, die falsche Auswahl der Nahrungsmittel, die tägliche Kaffeetafel oder die Bierchen am Abend?

▶ Nehmen Sie morgens auf nüchternen Magen Sauerkrautsaft zu sich. Das stimuliert den Stoffwechsel und bringt gleichzeitig die Verdauung in Schwung.

▶ Essen Sie vor den Hauptmahlzeiten stets ein paar Gabeln rohes Sauerkraut. Das regt die Verdauung an und nimmt den Hunger, so dass die nachfolgende Mahlzeit etwas kleiner ausfallen kann.

▶ Kochen Sie kurmäßig mit Sauerkraut: Alle paar Tage sollte ein Sauerkrautgericht auf den Tisch.

▶ Wenn Sie zwischendurch der Hunger packt: Ein kleiner Snack ist erlaubt, z. B. frisches Sauerkraut, Obst oder Joghurt. Das schmeckt gut, sättigt und hat wenig Kalorien.

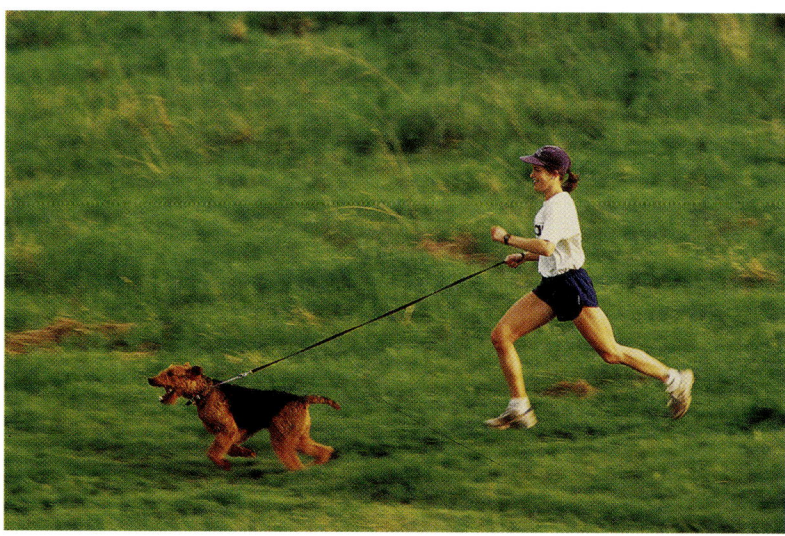

Eine Ernährungsumstellung und regelmäßige körperliche Betätigung sind die wichtigsten Bausteine jeder Abspeckkur.

Tipps zum leichteren Abnehmen

▶ Klammern Sie sich nicht ausschließlich an vorgegebene Ernährungspläne. Essen soll weiterhin Genuss bringen. Bereichern Sie den Menüplan zwischendurch ruhig mit eigenen Vollwertgerichten.

▶ Kasteien Sie sich auf keinen Fall, so dass Sie niemals in die Lage kommen, Ihr Vorhaben zu bezweifeln. Die Gewichtsreduktion sollte sowieso sehr langsam vor sich gehen und im günstigsten Fall zwischen einem halben und einem Kilogramm pro Woche liegen.

▶ Halten Sie nicht stur an Kalorientabellen und Mengenempfehlungen fest, denn jeder Mensch verwertet die Nahrung unterschiedlich. Nehmen Sie die Empfehlungen als Richtwerte an, verlassen Sie sich aber in erster Linie auf die Sprache Ihres Körpers.

▶ Was tun gegen die Lust, zwischendurch zu naschen? Der können Sie ruhig nachgeben, nur sollte es keine Schokolade, sondern frisches Obst, Sauerkraut oder ein fettarmer Joghurt mit Früchten sein.

▶ Versuchen Sie auf keinen Fall, die Gewichtsreduktion zu beschleunigen, indem Sie Fastentage einlegen.

▶ Nach 19 Uhr sollten Sie kein Essen mehr zu sich nehmen, höchstens etwas Obst oder Sauerkraut. In den Abendstunden ist der Organismus nicht mehr so aktiv, verbraucht weniger Kalorien und lagert vermehrt in die Fettdepots ein.

▶ Vor den Hauptmahlzeiten sollten Sie mit Salaten (am besten Sauerkrautsalat) den ärgsten Hunger stillen, dann reduzieren sich die nachfolgenden Portionen automatisch.

▶ Meiden Sie fettreiche Nahrungsmittel. Öle, Butter oder Margarine bestehen zu einem Großteil aus sichtbaren Fetten. Wesentlich heimtückischer sind Nahrungsmittel, die nach außen hin nicht sofort zu erkennen geben, dass sie voller Fette stecken, wie etwa Schokolade, Käse, verschiedene Aufstriche, Kekse oder Salzgebäck.

▶ Treiben Sie Sport. Lang anhaltende und regelmäßige körperliche Aktivität bringt die Pfunde zum Schmelzen. Damit ist ein Ausdauertraining (Joggen, Radfahren u. Ä. in einem bestimmten Pulsbereich) gemeint, das zumindest jeden zweiten Tag absolviert werden und wenigstens eine Stunde dauern sollte.

Wichtig bei Sport: Man muss Disziplin wahren, um dem Körper nach dem Training nicht mehr Kalorien zuzuführen als verbraucht wurden. Wenn man die Gewichtsreduktion mit sportlichen Aktivitäten unterstützen möchte, ist es sinnvoll, sich von einem erfahrenen Trainer oder Sportwissenschaftler beraten zu lassen.

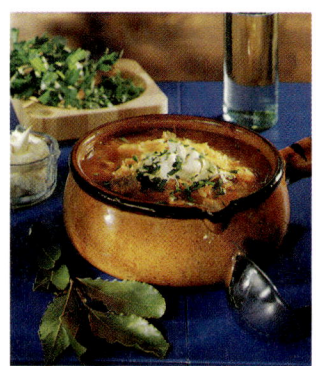

Sauerkraut ist eine sehr vielseitige Zutat.

Sauerkrautrezepte

In den vorangegangenen Kapiteln haben Sie die Eigenschaften und die medizinischen Anwendungsmöglichkeiten von Sauerkraut genau kennen gelernt, nun geht es ans Schlemmen mit dem Powerkraut. Damit das nebenbei auch so richtig gesund ist, ein Tipp für die Zubereitung: Ähnlich wie bei der industriellen Konservierung ergeht es dem Sauerkraut in der Küche. Um das Kraut haltbar zu machen, wird es pasteurisiert oder sterilisiert; dabei werden wertvolle Vitamine und Mineralstoffe zerstört. Auch beim Kochen zu Hause verliert Sauerkraut einen wesentlichen Teil seiner gesundheitsfördernden Eigenschaften, obwohl es immer noch gesünder als so manch anderes Lebensmittel ist. Da Sie sich aber nicht nur von rohem Sauerkraut ernähren können und sicher gern die folgenden kulinarischen Köstlichkeiten ausprobieren möchten, ist eine Ernährungskombination aus beiden Varianten am sinnvollsten. Ein kleiner Trick verhilft zu gesünderem Sauerkraut am Esstisch: Bevor Sie die Mahlzeit anrichten, mischen Sie etwas rohes Sauerkraut unter das gekochte. Übrigens: Die Mengenangaben der Rezepte beziehen sich auf vier Portionen.

Sauerkrautsuppe schmeckt auch ausgezeichnet kalt an einem warmen Sommerabend. Dazu muss die Brühe gut entfettet werden. Noch erfrischender wird sie, wenn man das Fleisch durch feine Würfel roher Gurken, Paprikaschoten und Tomaten ersetzt.

Gesundes Entree – Sauerkrautsuppen

So fängt Ihre Mahlzeit gleich richtig an: mit einer schmackhaften und gleichzeitig gesunden Sauerkrautsuppe. Wenn es nicht unbedingt ein Drei-Gänge-Menü sein soll, können Sie die Suppen auch als Hauptgericht servieren – sie sind reichhaltig und liefern viel Extraenergie.

Sauerkrautsuppe mit Huhn
Zutaten: 3 Zwiebeln, 3 Knoblauchzehen, 3 EL Öl, 300 g Hühnerfleisch, 2 EL Tomatenmark, 500 g Sauerkraut, 1 1/2 l Gemüsebrühe, Salz, Cayennepfeffer, Rosenpaprika, 5–6 Spritzer Tabasco, 200 g Knoblauchquark

Zubereitung: Zwiebeln und Knoblauchzehen abziehen und fein hacken. Öl erhitzen, Zwiebeln und Knoblauch darin andünsten. Hühnerfleisch in feine Streifen schneiden, dazugeben und anbraten. Tomatenmark, Sauerkraut und Brühe hinzufügen. Mit Salz, Cayennepfeffer, Paprika und Tabasco abschmecken. Die Suppe 10 bis 15 Minuten lang kochen. In Suppentassen füllen und je 1 Esslöffel Quark zugeben. Mit Paprikapulver bestreut servieren.

Sauerkrautsuppe scharf

Zutaten: 5 Gewürzgurken, 3 scharfe Peperoni, 1/2 Tube Tomatenmark, 1/2 Flasche Tomatenketchup, 3 l Gemüsebrühe, 500 g Schweinehackfleisch, Fett zum Anbraten, 500 g Zwiebeln, 250 g durchwachsener Speck, 200 g Karotten, 500 g Sauerkraut, 2 Becher süße Sahne à 200 g

Zubereitung: Gurken und Peperoni klein schneiden, mit Tomatenmark, Ketchup und Gemüsebrühe zum Kochen bringen. Gehacktes in einer Pfanne kurz anbraten, dann in den Topf einrühren und das Ganze bei schwacher Hitze kochen lassen. Zwiebeln abziehen und klein schneiden. Zusammen mit Speck und Karotten in einer Pfanne leicht anbraten. Sauerkraut dazugeben und alles kräftig durchbraten. Den Pfanneninhalt der Brühe im Topf zufügen. Zum Schluss 2 Becher süße Sahne hineingeben und umrühren. Die Suppe nochmals erhitzen, aber nicht mehr aufkochen lassen.

Schlemmen mit Sauerkraut

Ganz gleich, ob ein herzhafter Eintopf für die ganze Familie an kalten Tagen oder eine köstliche Pastete für ein feines Abendessen mit Freunden – die gesunde Sauerkrautküche bietet für jede Gelegenheit das Richtige. Auf unseren kulinarischen Streifzügen durch ferne Länder lernen Sie außerdem traditionelle internationale Sauerkrautspezialitäten kennen. Lassen Sie sich inspirieren. Betrachten Sie unsere Rezepte auch als Anregungen für eigene Sauerkrautkreationen, Ihrer Phantasie sind keine Grenzen gesetzt!

Für einen Mitternachtsimbiss zum Abschluss einer feucht-fröhlichen Party mit netten Gästen ist die scharfe Sauerkrautsuppe ideal. Sie weckt die Lebensgeister und stärkt für den Heimweg.

Deftige Eintöpfe und Aufläufe

Gefülltes Sauerkraut

Zutaten: 1 Zwiebel, 100 g Speck, 1 Knoblauchzehe, 1 kg Sauerkraut, Kümmel, 750 g Kartoffeln, 300 g geräuchertes Fleisch, Fett für die Form, 250 g saure Sahne

Zubereitung: Zwiebel abziehen und zerkleinern. Zusammen mit dem fein gewürfelten Speck goldgelb anrösten. Den Knoblauch abziehen, zerdrücken und mit dem Sauerkraut und dem Kümmel zugeben. Die Mischung weich dünsten. Kartoffeln schälen und bissfest kochen. Die Kartoffeln abtropfen lassen und blättrig schneiden. Das Räucherfleisch in Streifen schneiden. Eine eingefettete Auflaufform abwechselnd mit einer Schicht Sauerkraut-Speck-Mischung, den Kartoffelscheiben und den Räucherfleischstreifen füllen. Mit einer Schicht Sauerkraut abschließen, dann mit saurer Sahne übergießen und im 200 °C heißen Backofen 45 Minuten lang backen. Das Gericht wird in der Auflaufform serviert.

Wenn es schnell gehen soll, können Sie für den Bohnen-Sauerkraut-Eintopf auch Bohnen aus der Dose nehmen. Dann Fleisch und Kraut mit 1/2 statt 1/4 Liter Fleischbrühe schmoren und die Bohnen erst zum Schluss hinzufügen und erwärmen.

Bohnen-Sauerkraut-Eintopf

Zutaten: 150 g weiße Bohnen, 600 g Schweinefleisch, 1 EL Butter, 750 g Sauerkraut, 1/4 l Gemüsebrühe, schwarzer Pfeffer, 200 g Karotten, 2 Stangen Porree, Salz, Paprikapulver, Zwiebelringe

Zubereitung: Die Bohnen für etwa 20 Stunden in einem Topf mit 1/2 Liter Wasser einweichen. Danach die Bohnen in 1/2 Liter Wasser 20 Minuten lang kochen lassen. Das Schweinefleisch in Würfel schneiden und in der Butter kräftig anbraten. Die Bohnen samt dem Kochwasser, dem Sauerkraut und der Gemüsebrühe hinzufügen. Mit Pfeffer würzen und 25 Minuten lang schmoren lassen. Karotten und Porree putzen, in feine Streifen schneiden, zugeben und für weitere 15 Minuten schmoren lassen. Den Eintopf mit Salz und Paprikapulver abschmecken, mit Zwiebelringen bestreut servieren.

Tipp Zu dem Bohnen-Sauerkraut-Eintopf passen Kartoffeln besonders gut. Oder probieren Sie die asiatische Variante mit Reis. Es darf ruhig etwas Exotisches sein – beispielsweise eine Wildreismischung oder Basmatireis.

Feine Küche mit Sauerkraut

Sauerkrautauflauf mit Lachsforelle

Zutaten: 2 Schalotten, 1 EL Butter, 800 g Sauerkraut,
200 ml Gemüsebrühe, Fett für die Form, 4 Lachsforellenfilets ohne
Haut à etwa 200 g, Salz, frisch gemahlener Pfeffer, 800 g Kartoffeln,
150 g Crème fraîche, 2–3 TL geriebener Meerrettich

Zubereitung: Schalotten abziehen, fein würfeln und in der Butter glasig dünsten. Sauerkraut und die Brühe zugeben und für 10 Minuten
kochen. Kraut abtropfen lassen, den Sud auffangen. Das Kraut in eine
gefettete, ofenfeste Form geben. Fischfilets abspülen, trockentupfen,
salzen und pfeffern. Auf das Sauerkraut legen. Kartoffeln schälen, in
dünne Scheiben schneiden und in Salzwasser 5 Minuten lang kochen.
Die Kartoffeln abtropfen lassen, dachziegelartig auf dem Fisch verteilen und mit Salz würzen. Den Sauerkrautsud aufkochen. Mit Crème
fraîche und Meerrettich verrühren, mit Salz und Pfeffer abschmecken
und über die Sauerkraut-Kartoffel-Mischung gießen. Im vorgeheizten Backofen bei 200 °C für etwa 40 Minuten backen.

Sauerkrautpastete

Zutaten für den Teig: 200 g Weizenvollkornmehl, 200 g Magerquark,
100 g Butter, 1/4 TL Meersalz

Für den Belag: 1 große Zwiebel, 400 g Sauerkraut, 1 TL Kümmelpulver, 1 Prise Zucker, 1 Prise Meersalz

Für den Guss: 125 g saure Sahne, 1 Ei, 1 EL Sojamehl, Kräutersalz

Zum Bestreuen: 1 Bund Schnittlauch

Zubereitung: Alle Teigzutaten verkneten und für 30 Minuten im
Kühlschrank kalt stellen. Anschließend wird der Teig in eine Spring-
form (Durchmesser 26 Zentimeter) ausgerollt und ein Rand (etwa
2 Zentimeter hoch) gedrückt. Zwiebel abziehen, fein würfeln, mit
dem Sauerkraut vermischen und mit den Gewürzen abschmecken.
Mischung auf dem Teigboden verteilen. Die Zutaten für den Guss
miteinander vermengen und über das Kraut gießen. Bei 200 °C etwa
35 Minuten im Backofen backen. Schnittlauch in Röllchen schneiden.
Die Pastete mit den Röllchen garniert servieren.

Sauerkraut und Fisch ist bei uns eine ungewöhnliche Kombination, aber die feine Säure ergänzt das zarte Fleisch sehr gut. Probieren Sie den Auflauf auch einmal mit anderen Edelfischen, wie z. B. Lachskoteletts oder Zanderfilets.

Traditionsreiche Sattmacher

Ungarisches Szegediner Gulasch

Zutaten: 800 g mageres Schweinefleisch, 4 große Zwiebeln, 4 EL Butter, 500 g Sauerkraut, 2 TL edelsüßes Paprikapulver, 1 TL Kümmel, 1/4 l Gemüsebrühe, 125 g saure Sahne

Zubereitung: Fleisch waschen, mit Küchenpapier trockentupfen und in größere Würfel schneiden. Zwiebeln abziehen und in Scheiben schneiden. Butter in einem großen Topf erhitzen, die Zwiebelscheiben unter ständigem Rühren goldgelb anbraten. Fleischwürfel, Sauerkraut, Paprikapulver, Kümmel und Gemüsebrühe zu den Zwiebeln geben, alles gut mischen und zugedeckt bei milder Hitze für 1 1/2 Stunden schmoren lassen. Den beim Schmoren gebildeten Saft abgießen, mit der sauren Sahne verrühren und wieder zum Gulasch geben. Noch einmal erwärmen (nicht mehr kochen lassen, sonst gerinnt die saure Sahne!) und durchziehen lassen.

Tipp Zu Gulasch schmecken bissfest gegarte Nudeln besonders gut. Probieren Sie doch auch einmal die kernigen Varianten aus Soja-, Vollkorn- oder Dinkelmehl.

Elsässer Krautnudeln

Zutaten: 150 g durchwachsener Speck, 2 Zwiebeln, 1 Knoblauchzehe, 300 g Weinsauerkraut, 1 TL Kümmel, 3 Zweige Thymian, 300 g Bandnudeln, 1 EL Öl, Salz, Pfeffer, 1 Bund Petersilie

Zubereitung: Speck in Würfel schneiden und in einer flachen Form im vorgeheizten Backofen bei 180 °C glasig anbraten. Zwiebeln abziehen und in Scheiben schneiden. Zum Speck geben und für 5 Minuten weiterbraten. Knoblauch abziehen und zerdrücken, mit dem Sauerkraut, Kümmel und Thymian zur Speck-Zwiebel-Mischung geben und für weitere 8 Minuten braten. In der Zwischenzeit Nudeln bissfest kochen und abgießen. Öl in einem Topf erhitzen, die Nudeln darin kurz anbraten. Sauerkraut-Speck-Mischung mit den Nudeln vermischen, mit Salz und Pfeffer pikant abschmecken. Die Petersilie waschen, trockenschwenken und fein hacken. Die Krautnudeln damit bestreuen und rasch servieren.

Diese Klassiker der Sauerkrautküche sind nichts für Diätkandidaten – aber als deftige Hausmannskost an kalten Tagen oder nach anstrengender körperlicher Arbeit schmecken sie einfach himmlisch.

Straßburger Sauerkrauttopf

Zutaten: 150 g Speck, 500 g Sauerkraut, 4 Lorbeerblätter, 4 Wacholderbeeren, 6 Gewürznelken, 2 Zwiebeln, 1 Knoblauchzehe, Salz, 150 g Schweinebauch, 4 kleine geräucherte Mettwürste, 150 g gesalzene Rippchen, 4 große Kartoffeln, 1/4 l Gemüsebrühe, 200 ml Rotwein, 50 g Schinkenspeck

Zubereitung: Speck in Streifen schneiden. Eine große Auflaufform mit den Speckstreifen auslegen. 1/3 des Sauerkrauts auf den Boden der Form geben. Die Hälfte der Lorbeerblätter, Wacholderbeeren und Nelken darauf verteilen. Zwiebeln abziehen und fein hacken. Knoblauch abziehen und zerdrücken. Beides vermengen und salzen. Die Hälfte der Mischung auf der Gewürzschicht verteilen. Schweinebauch, Mettwürste und Rippchen in Scheiben schneiden und in die Form einschichten. Kartoffeln in hauchdünne Scheiben schneiden. 1/3 Sauerkraut, dann die Kartoffelscheiben, wieder 1/3 Sauerkraut und schließlich die verbliebenen Gewürze schichtweise in die Form einlegen. Mit Gemüsebrühe und Rotwein übergießen. Den Schinkenspeck würfeln und bei geringer Hitze in einer Pfanne anbraten, über das Sauerkraut verteilen. Im vorgeheizten Backofen bei 200 °C für 80 Minuten in der geschlossenen Form garen lassen.

Bigos nach Gaunerart

Zutaten: 500 g Weißkohl, Salz, 550 g Sauerkraut, 10 g getrocknete Steinpilze, 400 g Lammfleisch, 1 EL Öl, 1 Zwiebel, 200 g Schinkenspeck, 100 g Tomatenmark

Zubereitung: Den Weißkohl hobeln, salzen, mit Wasser bedecken und weich kochen. Das Sauerkraut mit etwas Wasser und den getrockneten Pilzen etwa 1 Stunde lang kochen. Beide Kohlsorten mischen. Fleisch in Würfel schneiden und im heißen Öl anbraten. Zwiebel abziehen und in Ringe schneiden, Schinkenspeck würfeln. Beides zum Fleisch geben und kurz mitbraten. Fleisch und Kohl zusammen in einen großen Topf geben und bei schwacher Hitze für etwa 1 1/2 Stunden schmoren lassen. Das Tomatenmark unter das Bigos rühren. Alles noch einmal gründlich erhitzen und nach Belieben mit Kartoffeln oder Nudeln servieren.

Bigos gehört zu jenen »Witwe-Bolte-Gerichten«, die aufgewärmt nochmal so gut schmecken. Es lohnt sich daher, es in größeren Portionen zuzubereiten und eventuell einen Teil davon für den Vorrat einzufrieren.

Sauerkraut mit Seefisch

Balkantopf

Zutaten: 1 kg Rotbarschfilet, Salz, Zitronensaft, 4 EL Paprikapulver, 2 Zwiebeln, 100 g Räucherspeck, 1 EL Zucker, 2 Knoblauchzehen, 1 kg Weinsauerkraut, 1 Lorbeerblatt, 1 l Wasser, 2 grüne Paprikaschoten, 1 Kartoffel, 3 EL Tomatenmark, Pfeffer, Kümmelpulver, 2 EL Joghurt, 1 EL gehackter Dill

Zubereitung: Fisch waschen, trockentupfen und grob würfeln. Mit Salz, Zitronensaft und Paprikapulver würzen, kalt stellen. Zwiebeln abziehen und würfeln, Speck ebenfalls würfeln. Beides in einem Topf glasig braten. Zucker zugeben und kochen, bis er karamellisiert. Knoblauch abziehen und zerdrücken, mit Sauerkraut und Lorbeerblatt im Topf andünsten. 1/2 Liter Wasser angießen und bedeckt 40 Minuten lang kochen lassen. Paprikaschoten waschen, putzen und würfeln. Kartoffel schälen, in dünne Scheiben schneiden. Beides mit dem restlichen Wasser unter das Kraut rühren. Noch einmal für 20 Minuten kochen lassen. Die Fischstücke vorsichtig unterheben und in 10 Minuten gar ziehen lassen. Mit Tomatenmark, Salz, Pfeffer und Kümmel würzen, mit Joghurt und Dill garnieren.

In Ungarn wird der Fischtopf fast immer mit Zander, Wels oder Karpfen, also Süßwasserfisch aus den heimischen Gewässern, zubereitet. Die meisten Magyaren haben nicht viel übrig für Seefisch, den sie mangels eigener Meeresküste nur selten frisch erhalten.

Ungarischer Fischtopf

Zutaten: 2 Zwiebeln, 50 g Schmalz, 2 EL Tomatenmark, 2 EL edelsüßes Paprikapulver, 850 g Sauerkraut, Salz, Pfeffer, 750 g Kabeljau- oder Seelachsfilet, 2 EL Fischgewürz, 750 g Kartoffeln, 1 EL frische Kräuter, 300 g Crème fraîche

Zubereitung: Zwiebeln abziehen und würfeln, im erhitzten Schmalz glasig dünsten. Tomatenmark, 1 Esslöffel Paprikapulver und Sauerkraut zugeben, etwas Wasser angießen und für 15 Minuten dünsten. Mit Salz und Pfeffer abschmecken. Fischfilets würfeln und mit Fischgewürz vermischen. Sauerkraut in eine Auflaufform füllen und Fisch darauf verteilen. Kartoffeln schälen und kochen. In Scheiben schneiden, in die Form schichten, mit frischen Kräutern bestreuen und Crème fraîche darüber streichen. Im vorgeheizten Backofen bei 180 °C für etwa 50 Minuten backen. Mit Paprikapulver bestreut servieren.

Vegetarische Sauerkrautspezialitäten

In der Sauerkrautküche dürfen fleischlose Gerichte natürlich nicht fehlen. Neben kleinen kulinarischen Köstlichkeiten mit Kraut gibt es auch vitaminreiche Rohkostvariationen – garantiert leichte Genüsse!

Sauerkraut-Kartoffel-Puffer

Zutaten: 250 g Sauerkraut, Salz, 1 Ei, Pfeffer, 2 EL Mehl, 375 g Crème fraîche, 4 EL gemischte gehackte Kräuter (z. B. Petersilie, Schnittlauch, Oregano), 750 g mehlig kochende Kartoffeln, 30 g Butter, Oregano, 1/2 Glas Preiselbeeren

Zubereitung: Sauerkraut ausdrücken, klein schneiden und mit Salz, Ei, Pfeffer, Mehl, 360 Gramm Crème fraîche und Kräutern vermischen. Kartoffeln fein reiben und mit der Sauerkrautmischung verrühren. Bei starker Hitze in Butter dünne, knusprige Puffer herausbraten. Mit etwas Crème fraîche, Oregano und einigen Preiselbeeren garnieren.

Tipp Für die Fleischesser in der Familie: Fügen Sie der Sauerkrautmischung vor der Kartoffelzugabe 150 Gramm gewürfelten gekochten Schinken zu.

Die Sauerkraut-Kartoffel-Puffer gelingen am besten mit einer reichlichen Portion Butter in der Pfanne. Wer Fett sparen möchte, sollte die fertigen Puffer vor dem Servieren auf einer dicken Schicht Haushaltspapier abtropfen lassen.

Der Balkantopf gehört zu den Klassikern der Kohlküche und kombiniert Gaumenfreuden mit jeder Menge Gesundheit.

93

Paprikaschoten mit Sauerkrautfüllung

Zutaten: 300 g eingelegter Kürbis, 2 TL Kümmel, 1 TL Koriander, 750 g Sauerkraut, 750 g Kartoffeln, je 2 kleine gelbe und rote Paprikaschoten, 2 EL Sesamöl

Zubereitung: Kürbis abgießen und Flüssigkeit auffangen. Den Kürbissaft mit gemahlenem Kümmel, Koriander und dem Sauerkraut mischen. Kartoffeln schälen und vierteln. Mit der Hälfte des Sauerkrauts in eine Auflaufform geben. Bei 200 °C 20 Minuten lang im Backofen garen. Paprikaschoten waschen, putzen und halbieren. Restliches Sauerkraut und Kürbisstücke mischen. In die Paprikahälften füllen. Auf die Kartoffel-Kraut-Mischung in die Form legen. Mit Sesamöl beträufeln. Weitere 20 Minuten lang im Backofen braten.

Sauerkraut lässt sich mit den verschiedensten Früchten zu Salaten kombinieren. Sehr gut schmeckt auch eine Zusammenstellung mit halbierten Weintrauben, Käsewürfeln und Walnüssen oder eine exotische Variante mit Ananas und Mango.

Sauerkrautsalat mit Äpfeln

Zutaten: 4 Äpfel, 400 g frisches Sauerkraut, 150 g Joghurt, 100 g süße Sahne, 2 TL Honig, 2 TL Senf, Jodsalz, Pfeffer aus der Mühle

Zubereitung: Äpfel schälen, entkernen und in Streifen schneiden. Das Sauerkraut klein schneiden und mit den Apfelstreifen vermischen. Joghurt mit der Sahne verrühren, mit Honig und Senf vermengen. Mit Salz und Pfeffer würzen. Das Dressing unter den Salat mischen. Vor dem Servieren etwas durchziehen lassen.

Eier-Sauerkraut-Rohkost

Zutaten: 4 Tomaten, 3 Karotten, 1 grüne Paprikaschote, 2 Zwiebeln, 400 g frisches Sauerkraut, 4 EL Essig, 8 EL Öl, Salz, Pfeffer, 6 hart gekochte Eier, Kräuter (z. B. Schnittlauch, Petersilie, Dill)

Zubereitung: Tomaten, Karotten und Paprikaschoten waschen, putzen und klein schneiden. Zwiebeln abziehen und würfeln. Sauerkraut klein schneiden und mit dem Gemüse vermengen. Aus Essig, Öl, Salz und Pfeffer eine Vinaigrette rühren und unter den Salat mischen. Die Eier pellen und würfeln. Kräuter waschen, trocknen und fein hacken. Eier und Kräuter mischen und den Salat damit garnieren.

Tipp Wenn Sie zu der Rohkostplatte verschiedene pikante Käsesorten reichen, wird daraus eine richtige kleine Mahlzeit. Dazu passt kräftiges Sauerteigbrot – am besten im Holzofen gebacken.

Über den Autor

Jörg Linditsch studierte Betriebswirtschaftslehre in Graz (Österreich). Nach einer schweren Krankheit beschäftigte er sich intensiv mit Naturheilkunde, Esoterik und mentalem Training. Heute arbeitet er als freier Autor in diesen Themenbereichen.

Literatur

Bleuel, Hans Peter: Sauerkraut. Die Biokost für Gesundheit und Vitalität. Mosaik Verlag. München 1998
Lange, Elisabeth: Probiotics – Bakterien für die Gesundheit. Südwest Verlag. München 1997
Linditsch, Jörg: Immer gesund. Mit der Natur heilen von A–Z. Peter Erd Verlag. München 1996
Roßmeier, Armin: Gesunde Köstlichkeiten mit Sauerkraut. Südwest Verlag. München 1998
Roßmeier, Armin: Natürlich gesund mit Sauerkraut. Südwest Verlag. München 1998
Schreiber, Nicola: Sauerkraut – Powerkraut. Falken Verlag. Niedernhausen/Ts. 1998

Hinweis

Bildnachweis

Alle Bilder stammen von Matthias Tunger, München, außer:
AKG, Berlin: 6; Fotoarchiv, Essen: 78 (C. Antinozzi), 50 (A. Riedmiller); Image Bank, München: 18 (T. Frankel), 80 (H. Sims); Mauritius, Mittenwald: 29 (Mio); Südwest Verlag, München: 2, 3 (A. Schliack), 24 (D. Albrecht), 35 (K. Newedel), 45 (U. Kerth), 72 (M. Nagy), 86 (C. Kargl); Tony Stone, München: 84 (D. Madison); Transglobe, Hamburg: 14 (S. Wallocha), 40 (P. Gluske); Visum, Hamburg: 9 (M. Wolf), 38 (F. Saur), 46 (W. Steche)

Impressum

Der W. Ludwig Buchverlag ist ein Unternehmen der Verlagshaus Goethestraße GmbH & Co. KG.
© 1999 Verlagshaus Goethestraße GmbH & Co. KG, München

Alle Rechte vorbehalten. Nachdruck – auch auszugsweise – nur mit Genehmigung des Verlags.

Redaktion:
Constanze Lüdicke, Dr. Marion Onodi
Projektleitung:
Nicola von Otto
Redaktionsleitung und medizinische Fachberatung:
Dr. med. Christiane Lentz
Bildredaktion:
Gabriele Feld
Produktion:
Manfred Metzger (Leitung), Annette Aatz, Dr. Erika Weigele-Ismael
Umschlag:
Till Eiden
Layout:
Wolfgang Lehner
DTP/Satz:
Mihriye Yücel
Druck:
Weber Offset, München
Bindung:
R. Oldenbourg, München

Printed in Germany
Gedruckt auf chlor- und säurearmem Papier

ISBN 3-7787-3798-8

Sachregister

Rezepteregister